María Teresa Hernández-Domínguez
María Plaza-Carmona

Prevención de amenorrea hipotalámica en mujeres atletas

María Teresa Hernández-Domínguez
María Plaza-Carmona

Prevención de amenorrea hipotalámica en mujeres atletas

Pautas Nutricionales

Editorial Académica Española

Imprint

Any brand names and product names mentioned in this book are subject to trademark, brand or patent protection and are trademarks or registered trademarks of their respective holders. The use of brand names, product names, common names, trade names, product descriptions etc. even without a particular marking in this work is in no way to be construed to mean that such names may be regarded as unrestricted in respect of trademark and brand protection legislation and could thus be used by anyone.

Cover image: www.ingimage.com

Publisher:
Editorial Académica Española
is a trademark of
Dodo Books Indian Ocean Ltd. and OmniScriptum S.R.L publishing group

120 High Road, East Finchley, London, N2 9ED, United Kingdom
Str. Armeneasca 28/1, office 1, Chisinau MD-2012, Republic of Moldova, Europe
Managing Directors: Ieva Konstantinova, Victoria Ursu
info@omniscriptum.com

Printed at: see last page
ISBN: 978-620-0-02443-5

Prevención de amenorrea hipotalámica en mujeres atletas

Pautas Nutricionales

María Teresa Hernández-Domínguez
María Plaza-Carmona

Índice

Abreviaturas

FHA: Amenorrea Hipotalámica Funcional.

SOP: Síndrome de Ovario Poliquístico.

GnRH: Hormona Liberadora de Corticotripinas.

LH: Hormona luteinizante.

FSH: Hormona estimulante del folículo.

ACTH: Hormona Liberadora de Corticotropinas.

IGF-I: Factor de crecimiento similar a la insulina.

HPO: Eje Hipotálamo- pituitario- ovárico.

TCA: Trastornos de Conducta Alimentaria.

TDAH: Trastorno por déficit de atención e hiperactividad.

RPM: Revoluciones por minuto.

PTH: Hormona Paratiroidea.

ACO: Anticonceptivos Orales.

Deficiencia energética relativa al deporte: RED-S.

FFM: Masa libre de grasa.

TMB: Tasa Metabólica Basal.

TDEE: Gasto energético total diario.

LEA: baja disponibilidad energética.

NEAT: termogénesis de la actividad sin ejercicio.

IMC: Índice de Masa Corporal.

EA: Disponibilidad energética.

MPB: Degradación de proteínas musculares.

MPS: Síntesis de proteínas musculares.

EAA: Aminoácidos Esenciales.

CDR: Cantidad diaria recomendada.

Resumen

Durante la pubertad normal, el hipotálamo libera la *Hormona Liberadora de Gonadotropinas* (GnRH) de forma pulsátil, y, estimula tanto la síntesis como la secreción de *Hormona Luteinizante* (LH) y *Hormona Estimulante del Folículo* (FSH) de la pituitaria anterior. La literatura científica ha demostrado que en las mujeres con FHA (*Amenorrea Hipotalámica Funcional*) se suprime la secreción de GnRH, se altera la pulsatilidad de la LH y se reducen los niveles totales de LH y FSH. Como consecuencia, habrá una producción ovárica atenuada de estradiol, progesterona y testosterona, así como anovulación y amenorrea posteriores. Esta supresión del Eje *Hipotálamo-Hipófisis-Ovario* puede ser desencadenada por estrés psicológico, Trastornos de la Conducta Alimentaria (TCA), pérdida de peso y ejercicio excesivo.

Dado que el ejercicio excesivo se ha relacionado con el desarrollo de FHA especialmente en deportes estéticos y aquellos en los que el peso juega un papel fundamental como el atletismo, la nutrición deportiva, así como el papel del nutricionista deportivo serán pilares fundamentales tanto en la prevención de este problema como en el tratamiento del mismo. El objetivo de esta Revisión Bibliográfica fue recoger información relevante sobre los mecanismos que desencadenan esta patología, así como hacer un especial enfoque en las pautas nutricionales que podrían prevenirlo.

El diagnóstico de *Amenorreoa Hipotalámica funcional* (FHA) debida a una baja disponibilidad energética, es un diagnóstico por exclusión, tras descartar posibles alteraciones que provoquen la ausencia de menstruación, como son el Hipotiroidismo, Hiperprolactinemia, Síndrome de Ovario Poliquístico (SOP), Insuficiencia Ovárica y otras patologías. Esto lleva muchas veces a un diagnóstico erróneo de SOP, lo que lleva a muchas mujeres a realizar unas pautas nutricionales que para nada son beneficiosas para recuperar su ciclo menstrual y su salud.

Palabras clave

Revisión, Amenorrea Hipotalámica, Mujeres Atletas, Deficiencia energética, Terapia Nutricional.

Abstract

During normal puberty, the hypothalamus releases *Gonadotropin Releasisng Hormone* (GnRH) in a pulsatile manner, and stimulates both the synthesis and secretion of *Luteinizing Hormone* (LH) and *Follicle Stimulating Hormone* (FSH) from the Anterior Pituitary. The Scientific literatura has shown that in women with FHA (Functional Hypothalamic Amenorrhea) the secretion of GnRH is suppresed, the pulsatility of LH is altered and the total levels of LH and FSH are reduced. This suppression of the Hypothalamic- Pituitary- Ovary axis can be triggered by psychological satress, Eating Disorders, weight loss and excessive exercise. As a consequence, there will be attenuated ovarian production of estradiol, progesterone and testorenone, as well as subsequent anovulation and amenorrhea.

Since excessive exercise has been related to the development of FHA especially in aesthetic sports and those in which weight plays a fundamental role such as athletics, sports nutrition, as well as the role of the sports nutritonist will be fundamental pillars both in the prevention of this problema as well as in the treatment of it. The objective of this Bibliographic Review was to collect relevant information on the mechanisms that trigger this pathology, as well as to make a special focus on the nutritional guidelines that could prevent it.

The diagnosis of Functional Hypothalamic Amenorrhea (FHA) due to low energy availability, is a diagnosis by exclusión, after ruling out posible alterations that cause the absence of menstruation, such as Hypothyroidism, Hyperprolactimemia, Polycystic Ovary Symdrome (PCOS), Ovarian Insufficiency and other pathologies. This often leads to a misdiagnosis of PCOS which leads many women to follow nutritional gudelines that are not beneficiel at all to recover their menstrual cycle and their health.

Key words

Review, Amenorrhea, Athetes, Low energy availability, Relative energy deficiency in sports. Nutritional Therapy.

1. Introducción

El porcentaje de mujeres que practican deporte a todos los niveles ha aumentado de manera drástica en los últimos 50 años, como podemos ver reflejado en la creciente proporción de atletas olímpicas. En los Juegos Olímpicos de Verano, en Munich (1972), el 15% de los participantes eran mujeres, en comparación con el 44% que participaron en el año 2012 en Londres, los primeros Juegos en los que las mujeres compitieron en todas las disciplinas [7]. Sinos fijamos en las últimas Olimpiadas se parecía como el Comité Olímpico Internacional (COI) ha estado promoviendo la igualdad de género, y en los Juegos Olímpicos de Tokio 2020, se alcanzó casi la igualdad con un 48.8% de participación femenina. Se espera que los Juegos de París 2024 continúen esta tendencia, con la meta de tener una representación femenina del 50%.

Sin embargo, de manera similar a la creciente participación de la mujer en el deporte, las deportistas de élite tienen un mayor riesgo de sufrir diferentes lesiones entre las que cabe destacar:

- Lesiones del Ligamento Cruzado Anterior (LCA):

Las mujeres tienen una incidencia significativamente mayor de lesiones del LCA que los hombres, particularmente en deportes que implican cambios rápidos de dirección, saltos y aterrizajes, como el fútbol, el baloncesto y el voleibol. Factores como una mayor laxitud ligamentaria, diferencias en la anatomía de la rodilla y patrones de movimiento pueden contribuir a esta mayor incidencia.

- Síndrome de la Cintilla Iliotibial:

Este síndrome, causa dolor en el lateral de la rodilla, es más común en corredoras y ciclistas. La biomecánica y la estructura de la pelvis femenina pueden contribuir a una mayor predisposición a esta lesión.

- Lesiones de Estrés (Fracturas por Estrés):

Las mujeres son más propensas a sufrir fracturas por estrés, especialmente en los deportes de resistencia como correr y gimnasia. Factores de riesgo incluyen la tríada de la atleta femenina (desorden alimenticio, amenorrea y osteoporosis), menor densidad ósea y patrones de entrenamiento intensivo.

- Tendinopatías:

Las tendinopatías, como la tendinitis rotuliana (rodilla del saltador) y la tendinitis de Aquiles, son comunes en mujeres debido a factores biomecánicos y hormonales. Las fluctuaciones hormonales a lo largo del ciclo menstrual pueden afectar la estructura y función del colágeno en los tendones.

- Problemas de la Cadera y la Pelvis:

Las mujeres tienen una anatomía de la pelvis diferente, lo que puede contribuir a una mayor incidencia de lesiones en la cadera y la pelvis, como el síndrome de fricción de la banda iliotibial, bursitis y lesiones del labrum acetabular.

Todo ello, consecuencia de diferentes factores como son:

- Anatomía:

Las mujeres suelen tener una pelvis más ancha y un ángulo Q (ángulo formado por la línea de la cadera y la línea de la rodilla) mayor, lo que puede influir en la alineación y la biomecánica de las extremidades inferiores.

- Hormonas:

Las fluctuaciones hormonales, especialmente de estrógeno y relaxina, pueden afectar la estabilidad articular y la resistencia de los tejidos blandos, aumentando el riesgo de lesiones.

- Biomecánica y Técnica:

Diferencias en la biomecánica y técnica de movimiento pueden influir en la incidencia de lesiones. Las mujeres tienden a tener diferentes patrones de salto, aterrizaje y carrera en comparación con los hombres.

- Factores Psicosociales:

Las expectativas sociales y presiones para alcanzar ciertos estándares de rendimiento o apariencia pueden influir en los hábitos de entrenamiento y nutrición, contribuyendo a un mayor riesgo de lesiones.

En este sentido, vamos a centrar el objeto de estudio de nuestro trabajo en las fracturas por estrés o trastornos endocrinos como la *Amenorrea Hipotalámica Funcional* (FHA).

Se define FHA como la usencia de menstruación causada por una supresión del eje *Hipotálamo- Pituitario- Ovárico*, en el que no es posible encontrar una causa anatómica u orgánica. Es potencialmente reversible y, a menudo, se observa en situaciones de estrés, pérdida de peso o ejercicio excesivo [1,7]. Se produce debido a una disfunción del hipotálamo, una región del cerebro que regula numerosas funciones corporales, incluyendo el ciclo menstrual. Esta condición no está relacionada con enfermedades estructurales o anatómicas de los órganos reproductivos, sino que es funcional, lo que significa que es causada por factores externos que afectan la función del hipotálamo.

Entre las cusas que lo producen encontramos el estrés crónico, tanto físico (como el ejercicio excesivo) como psicológico (como la ansiedad y la depresión), puede alterar la producción de las hormonas necesarias para la ovulación y el ciclo menstrual [1,7]. Por otro lado, el Bajo Peso Corporal y Trastornos Alimentarios son en gran parte desencadenantes. Un bajo índice de masa corporal (IMC) y condiciones como la anorexia nerviosa pueden disminuir la producción de leptina, una hormona que regula la energía y el apetito, afectando negativamente la función hipotalámica. Finalmente, señalar como ejercicio físico muestra una alta correlación con su desarrollo. Se ha observado como las atletas de alto rendimiento y las personas que realizan ejercicio físico intenso pueden experimentar AHF debido a la disminución de la grasa corporal y el aumento del estrés físico [1,7].

Fisiológicamente puede manifestarse como amenorrea primaria o secundaria [1]. La amenorrea primaria se define como la ausencia de menarquia a los 16 años con crecimiento y desarrollo normales de los caracteres sexuales secundarios, o, a los 14 años con ausencia de los mismos. La amenorrea secundaria se define como la ausencia de menstruación durante más de tres ciclos seguidos en una persona que menstruaba previamente con regularidad, o más de seis meses en una mujer con ciclos irregulares. La FHA es la forma más común de amenorrea primaria en adolescentes, mientras que la forma más común de su variante secundaria es el Síndrome de Ovario Poliquístico (SOP) y el embarazo [1]. La prevalencia de amenorrea no debida al embarazo es aproximadamente del 3% al 4% [5].

- **Alteraciones endocrinas asociadas a la FHA**

Durante la pubertad normal, el hipotálamo libera la Hormona Liberadora de Gonadotropinas (GnRH) de forma pulsátil, estimulando tanto la síntesis como la secreción de Hormona Luteinizante (LH) y Hormona Estimulante del Folículo (FSH) desde la pituitaria anterior. Este proceso es esencial para el desarrollo y la función reproductiva normal [1]. La GnRH regula el ciclo menstrual al controlar la liberación de LH y FSH, que a su vez promueven el crecimiento folicular en los ovarios y la producción de estrógenos y progesterona. Sin embargo, la literatura científica ha demostrado que en las mujeres con Amenorrea Hipotalámica Funcional (AHF) se suprime la secreción de GnRH. Esto resulta en una alteración de la pulsatilidad de la LH y una reducción de los niveles totales de LH y FSH [1,2]. Esta disfunción hormonal provoca una producción ovárica atenuada de estradiol, progesterona y testosterona, llevando a la anovulación (falta de ovulación) y la amenorrea (ausencia de menstruación). La disminución de estas hormonas sexuales puede afectar gravemente la salud reproductiva y general de las mujeres, incluyendo la densidad ósea y la salud cardiovascular [1, 6,13].

Además, se produce una activación inducida por el eje Hipotalámico-Pituitario-Suprarrenal, con un consecuente aumento de la secreción hipotalámica de la Hormona Liberadora de Corticotropinas (CRH) y de cortisol en las glándulas suprarrenales. El aumento del cortisol, una hormona del estrés, junto con las endorfinas liberadas en respuesta a la actividad física intensa, contribuye a la inhibición de la secreción de GnRH por el hipotálamo. Este mecanismo de retroalimentación negativa exacerba aún más la disfunción del eje reproductivo, perpetuando la supresión de las gonadotropinas y manteniendo la amenorrea. La combinación de factores estresantes físicos y psicológicos, junto con las alteraciones hormonales, crea un ambiente fisiológico que inhibe la función reproductiva normal y puede tener efectos a largo plazo en la salud femenina (Figura 1).

Además, la Amenorrea Hipotalámica Funcional (AHF) se asocia con un estado hipometabólico que se refleja en niveles bajos de insulina y del Factor de Crecimiento Similar a la Insulina (IGF-I) y niveles altos de hormona del crecimiento y proteína de unión a IGF-I. Debido a que IGF-I estimula la liberación tanto de GnRH como de LH, una reducción de la actividad de IGF-I puede explicar la reducción de la secreción de LH. Además, los niveles séricos de leptina, un marcador del estado nutricional también involucrado en la secreción pulsátil de GnRH, están marcadamente reducidos en las atletas amenorréicas, además de los niveles de tiroxina y triyodotironina. Esto indica un estado metabólico alterado que impacta negativamente en la función reproductiva. La leptina, secretada por los adipocitos, juega un papel crucial en la regulación de la homeostasis energética y la función reproductiva. Niveles bajos de leptina, como resultado de la baja disponibilidad energética, pueden inhibir la función hipotalámica y, por ende, la secreción de GnRH.

Figura 1: *Resumen de las alteraciones endocrinas asociadas a la amenorrea atlética.* [7].

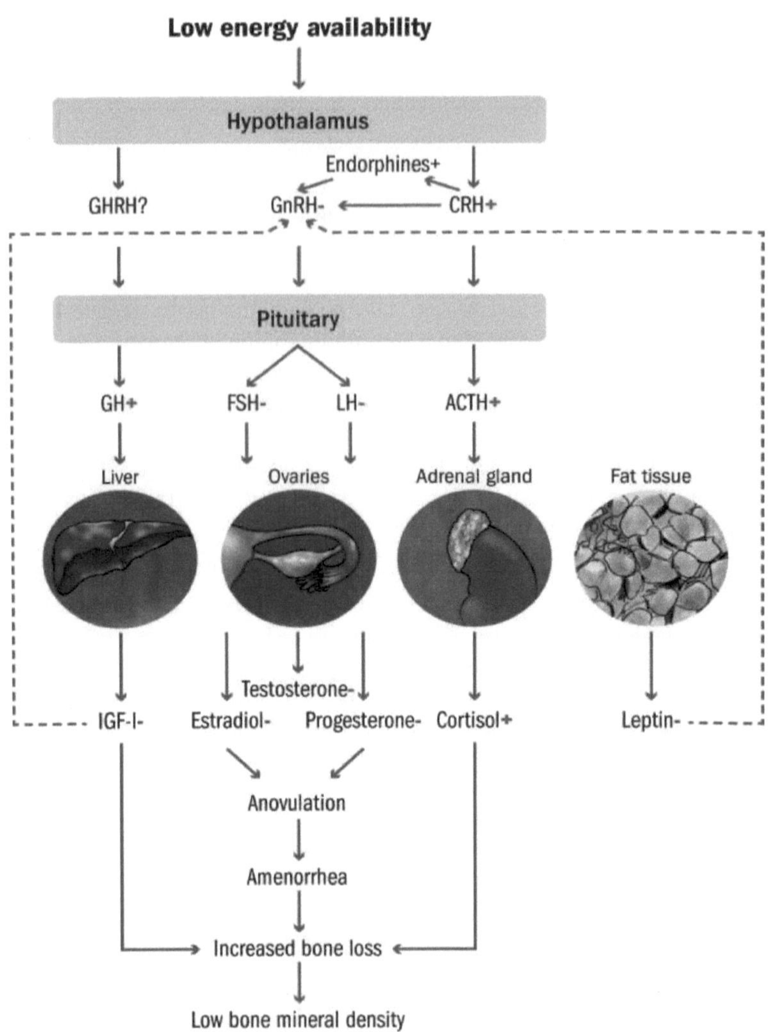

Este estado hipometabólico también se ve reflejado en la función tiroidea, donde se observan niveles reducidos de tiroxina (T4) y triyodotironina (T3), hormonas esenciales para el metabolismo energético y el funcionamiento general del cuerpo. La reducción en estas hormonas puede llevar a síntomas de hipotiroidismo, como fatiga, intolerancia al frío y aumento de peso, complicando aún más la situación de las atletas con AHF. Además, los niveles elevados de hormona de crecimiento y la proteína de unión a IGF-I pueden ser una respuesta adaptativa del cuerpo para conservar energía en un estado de déficit calórico prolongado. La interacción entre estos factores hormonales y metabólicos crea un entorno en el cual la función reproductiva se ve comprometida como una estrategia de ahorro energético. [7].

En conjunto, estos hallazgos indican que la AHF se debe a la inhibición central del eje reproductivo por las hormonas del estrés y las endorfinas, en combinación con la estimulación atenuada de GnRH como resultado de niveles bajos de IGF-I y leptina. La leptina es una hormona clave en la homeostasis energética, secretada por los adipocitos (células del tejido adiposo) y regula diversas funciones a través de receptores en neuronas del hipotálamo [7]. Aunque la leptina se secreta en proporción al contenido de grasa corporal, sus niveles varían drásticamente en respuesta al ayuno, la restricción dietética y la sobreingesta, incluso antes de que se produzcan cambios significativos en la composición corporal. Un nivel adecuado de leptina parece ser permisivo para la función sexual, actuando sobre las neuronas que secretan hormonas sexuales.

Entre las mujeres con ciclos menstruales normales y aquellas con amenorrea, la leptina no solo difiere en su concentración, sino también en su ritmo diurno. Estas observaciones sugieren que la leptina probablemente señaliza la disponibilidad energética más que simplemente el estado de las reservas de grasa del organismo. Este señalamiento energético es crítico para la función reproductiva, ya que asegura que el cuerpo tenga suficiente energía para soportar un posible embarazo. La disminución de la leptina en las atletas con AHF refleja una adaptación a un estado de baja disponibilidad energética, lo que lleva a la supresión de la función reproductiva como una medida de conservación de energía [7].

- **Diagnóstico**

Realizar el diagnóstico de FHA puede ser un desafío, principalmente en edades tempranas ya que este suele ser el momento de desarrollo del eje HPO. Siempre se debe descartar la amenorrea primaria, ya que el 98% de las niñas alcanzarán la menarquia a los 15 años. Además, el 90% de los ciclos menstruales oscilarán entre los 21 y 45 días, incluso en los primeros años posteriores a la menarquía, por tanto, es importante investigar la amenorrea secundaria en la adolescencia. Como la FHA es una causa no orgánica de amenorrea, se considera diagnóstico de exclusión [1].

Para llegar al diagnóstico se debe realizar un estudio exhaustivo para descartar causas anatómicas y orgánicas de amenorrea. Es fundamental realizar una correcta anamnesis, examen, físico, analítica de sangre y estudios radiólogicos [1].

- **Tratamiento**

Específicamente, en atletas amenorréicas, se recomienda un enfoque multidisciplinario que incluya: terapia nutricional, terapia psicológica y modificación de la planificación de entrenamiento. La terapia nutricional se centra en asegurar una ingesta calórica adecuada para restaurar la función energética y hormonal normal. La terapia psicológica puede ayudar a manejar el estrés y los trastornos alimentarios subyacentes. La modificación del entrenamiento se enfoca en equilibrar el ejercicio con la recuperación para evitar el sobreentrenamiento.

- **Justificación**

Teniendo en cuenta que, en el caso de la mujer, el deporte de élite tiene un recorrido aún muy corto, es necesario revisar la información de ciertos problemas que comprometen a la mujer deportista y que derivan en problemas menstruales incluso llegando a AHF. El objetivo de esta revisión es recoger la información más relevante sobre los factores de riesgo que pueden derivar en esta patología para así prestar especial atención a la prevención de la misma.

2. Objetivos

A continuación, se detallan los objetivos diseñados alcanzar para la realización de este trabajo:

<u>Objetivo general:</u>

- Conocer medidas nutricionales preventivas y de tratamiento de la Amenorrea hipotalámica en deportistas atletas.

<u>Objetivos específicos:</u>

En base al objetivo general formulado anteriormente, se han desarrollado cinco objetivos específicos, a partir de los cuales, se pretende alcanzar un mayor grado de detalle del tema abordado.

- Concretar cuáles son los signos y síntomas característicos de esta patología para una detección temprana.
- Conocer si se han establecidos unos criterios diagnósticos claros que puedan ayudar a diferenciar esta patología de otras que también incluyen el cese de la menstruación como el SOP.
- Determinar qué factores sociales influyen sobre el desarrollo de la amenorrea hipotalámica en mujeres jóvenes atletas.
- Investigar, a través de la bibliografía disponible, qué factores nutricionales deberemos aplicar en la prevención de la amenorrea hipotalámica en mujeres atletas.
- Conocer si pudiera ser beneficioso añadir algún tipo de suplemento a la dieta de las mujeres deportistas, para prevenir la amenorrea hipotalámica.

En base a todo lo anterior, nos cuestionamos unas preguntas de investigación a partir de las cuales vamos a centrar el análisis bibliográfico.

<u>Preguntas investigables:</u>

SITUACIÓN:

Paciente: Mujeres atletas. **Intervención/ comparación:** Pautas nutricionales. **Outcomes:** Cese de amenorrea.

CUESTIONES QUE SOLVENTAR MEDIANTE LA BÚSQUEDA BIBLIOGRÁFICA

¿Son correctos los factores desencadenantes descritos hasta ahora para la Amenorrea hipotalámica funcional?

¿Qué pautas nutricionales serían las correctas para el tratamiento de la Amenorrea Hipotalámica en mujeres atletas?

¿Está relacionada la ingesta energética en la adolescencia con la tríada de la mujer deportista en edades adultas en atletas de resistencia?

¿Qué déficits nutricionales tienen las mujeres atletas con amenorrea hipotalámica?

¿Hacia dónde se dirigen las investigaciones para prevenir o tratar la amenorrea hipotalámica en mujeres atletas?

3. Metodología

Esta revisión sistemática se ha llevado a cabo siguiendo la Declaración PRISMA (Preferred Reporting Items for Systematic Reviews and Meta-Analysis) (http://www.prisma-statement.org/), la cual promueve la transparencia en la presentación de revisiones sistemáticas y meta-análisis, garantizando que los autores proporcionen una descripción completa de los métodos y resultados de su investigación.

3.1. Búsqueda Bibliográfica

La estrategia de búsqueda consistió en consultar, durante los meses de abril y mayo de 2021 en el Metabuscador disponible en la Biblioteca sanitaria del Complejo Asitencial Universitario de León para profesionales. Las bases que se utilizaron fueron las siguientes: *PubMed, Medline, Cinhal, Cochrane, Scopus y Web of Science*. Se utilizaron los descriptores "Women", "Amenorrhea", "Exercise", "Athletes" y *"Nutrition"*.

Los filtros de selección utilizados fueron: Ensayos Clínicos aleatorizados, Revisión narrativa/ sistemática y Meta-análisis. Además, se filtraron aquellos estudios realizados a partir del año 2016 con Texto Completo disponible en la biblioteca del complejo Asistencial Universitario de León. Así mismo, se seleccionaron los trabajos escritos en Inglés y Español.

3.2. Selección de estudios

Tras la realización de la búsqueda se encontraron un total de 118 artículos en las bases de datos utilizadas. Para llegar a cerrar el número de artículos que conforman el trabajo, se realizó el siguiente proceso. Se excluyeron aquellos estudios que se encontraban repetidos, únicamente uno de ellos estaba repetido, con lo que la búsqueda se redujo a 117 estudios. Posteriormente, se procedió a la lectura de los resúmenes de los 117 estudios excluyendo aquellos que estaban hechos en animales (2), aquellos que estaban realizados en hombres y que no eran relevantes para el objetivo de este estudio o poco relacionados con el tema concreto de la revisión, por ejemplo, aquellos realizados en deportistas de fuerza o centrados en Obesidad. Así, se excluyeron 80 de los 117 estudios obtenidos como resultado de la búsqueda, quedando 37 de ellos. De estos 37 estudios, se excluyeron otros 12 más por exceso de información sobre los aspectos psicológicos de FHA.

Finalmente se seleccionaron 25 estudios para realizar una lectura crítica y obtener la información destacada de cada uno de ellos. Ésta lectura fue llevada a cabo por la misma persona, con el fin de evitar que pudiera haber algún tipo de sesgo en la elección de los artículos. Por otro lado, la lectura se realizó de manera exhaustiva, completando un chek-list, que se elaboro para tal fin, garantizando que todos los artículos seleccionados cumplían los mismos aspectos metodológicos.

3.3. Lectura crítica

La realización de la lectura crítica se ha realizado según el Programa de Habilidades en lectura Crítica Español CASPE *(Critical Appraisal Skills Programme Español)*. Se trata de un programa educativo diseñado para mejorar las habilidades de los profesionales de la salud y otros interesados en evaluar de manera crítica la investigación científica y las evidencias disponibles en la literatura médica y científica. Este programa tiene como objetivo capacitar a los participantes en la lectura, interpretación y evaluación de estudios científicos, permitiéndoles tomar decisiones informadas y basadas en evidencias.

Objetivos del CASPe:

Fomentar la capacidad crítica: ayudar a los participantes a desarrollar una mentalidad crítica y analítica frente a la información científica.

Mejorar la toma de decisiones clínicas: facilitar la aplicación de las mejores evidencias científicas en la práctica clínica diaria.

Promover la práctica basada en la evidencia: integrar la mejor evidencia disponible con la experiencia clínica y los valores del paciente.

3.4.   Diagrama de flujo:

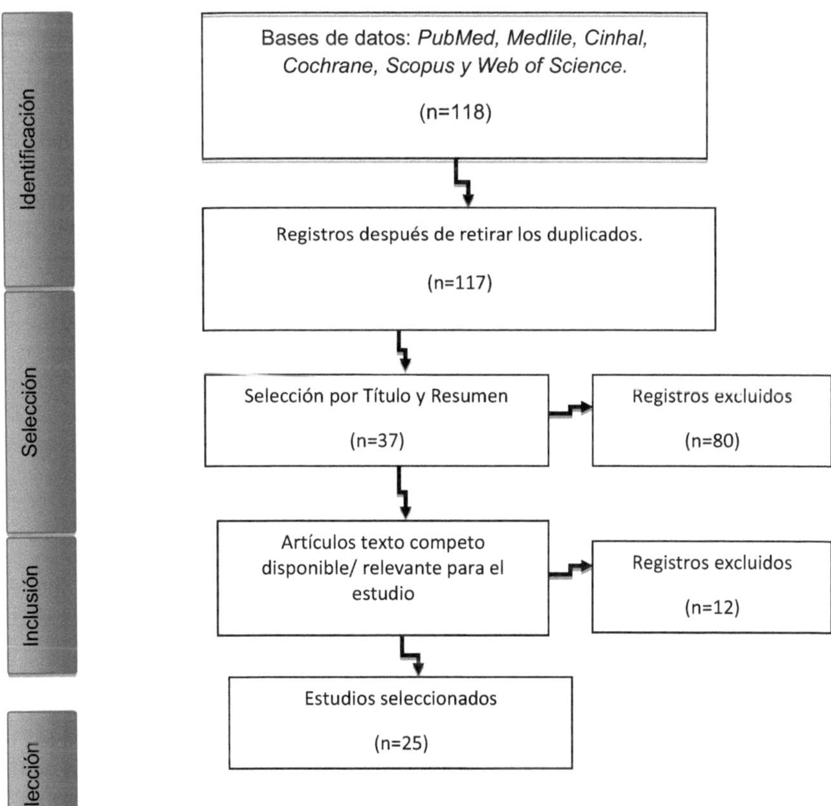

4. Resultados

En la presente sección, se abordarán y desarrollarán los resultados obtenidos de la revisión bibliográfica reciente sobre el impacto de diversos suplementos y estrategias nutricionales en el rendimiento deportivo y la salud general. La revisión abarca estudios clave que exploran la eficacia de la suplementación con creatina, los beneficios de los probióticos, así como la importancia de nutrientes esenciales como el omega-3, el calcio y la vitamina D en mujeres atletas. Cada uno de estos elementos se analiza en términos de sus efectos específicos sobre la capacidad atlética, la recuperación, y la salud general, proporcionando una visión integral de cómo estos factores contribuyen a la optimización del rendimiento y el bienestar. Además, se discutirá cómo las diferentes estrategias de dosificación y suplementación pueden influir en los resultados y las recomendaciones prácticas derivadas de la literatura revisada. Este análisis tiene como objetivo ofrecer una comprensión profunda de las mejores prácticas y enfoques basados en evidencia para mejorar el rendimiento y la salud en el contexto del deporte.

4.1. Factores desencadenantes

Sophie Gibson et al. (2020) [1] realizan un estudio de revisión sobre la evaluación y el manejo de la *Amenorrea Hipotalámica funcional* (FHA). En su trabajo describen los factores más importantes relacionados con esta patología haciendo especial mención a aquellos desencadenantes de la FHA como los Trastornos de Conducta Alimentaria (TCA), ya que, a menudo, se encuentra que la FHA es la etiología subyacente de pacientes con sospecha de TCA por su condición de amenorrea pero que mantienen un peso normal y que, por tanto, no cumplen un criterio claro de TCA. Por otro lado, la alimentación desordenada es bastante común en las mujeres en edad adolescente, hecho que dificulta aún más el diagnóstico. En este estudio también se indica que las mujeres con FHA presentan mayor moderación cognitiva, impulso por la delgadez y conductas de purga que las mujeres eumenorréicas. El inicio de la amenorrea también se relaciona con situaciones de estrés indicando que el 50% de estas mujeres sufren conflictos familiares. También se menciona que los pacientes con FHA afrontan peor el estrés en comparación con aquellos que sufre SOP o mujeres eumenorréicas. Otro de los desencadenantes, el más destacado de esta revisión, es el ejercicio excesivo; Gibson et al. apuntan que las tasas de FHA son tres veces más altas en mujeres deportistas siendo especialmente afectadas las corredoras de larga distancia. Además, sugieren que puede haber una base genética para el desarrollo de FHA, se pueden identificar seis mutaciones genéticas heterocigóticas (Gen receptor 1 del factor de crecimiento de fibroblasto FGFR, gen receptor 2 de Procinticina PROKR2,

gen receptor de GnRH GNRHR y gen de secuencia del Síndrome de
Kallamnn 1 KAL 1) en pacientes con FHA que son comunes a pacientes
que tienen *Hipogonadismo Hipogonadotrópico Congénito*, lo que sugiere
una posible vulnerabilidad acentuada a los factores estresantes en el eje
HPO [1].

Tabla 1: *Patrón hormonal en FHA* [1]

Hormone	Level
Pituitary	
FSH	Low
LH	Low
TSH	Low-Normal
PRL	Normal
Ovarian	
Estradiol	Low
Testosterone	Low-Normal
AMH	Normal

FSH: follicle stimulating hormone, LH: luteinizing hormone, TSH: thyroid-stimulating hormone, PRL: prolactin, AMH: anti-Müllerian hormone. Ref. 11,12,13,14,41,42.

Además de los ya mencionados en este estudio, es importante como factor
desencadenante, la pérdida de peso, que además debe de ser un dato
fundamental en el diagnóstico, durante la anamnesis y examen físico de la
paciente. Si se identifica la pérdida de peso como factor contribuyente, es
importante tener en cuenta el peso en el que la paciente comenzó con
amenorrea y el ritmo de la pérdida de peso. Es importante investigar de qué
forma apareció esta pérdida ponderal, ya que esto ayudará a diferenciar de
TCA [1].

- **Deporte y salud mental: Trastornos de la conducta alimentaria (TCA):**

Los trastornos de la conducta alimentaria (TCA) son afecciones
psicológicas graves que afectan la relación de una persona con la comida y
su imagen corporal. Entre los TCA más comunes se encuentran la anorexia
nerviosa, la bulimia nerviosa y el trastorno por atracón. Estos trastornos
pueden tener consecuencias devastadoras para la salud física y mental,
incluyendo malnutrición, daños en órganos vitales, depresión y ansiedad.

En el contexto deportivo, la prevalencia de los TCA es particularmente alta debido a la presión para mantener ciertos estándares físicos, especialmente en deportes que enfatizan la delgadez o el peso específico, como la gimnasia, el atletismo, la danza y los deportes de combate. Los atletas pueden desarrollar conductas alimentarias desordenadas en un esfuerzo por mejorar su rendimiento o alcanzar el ideal estético promovido en su disciplina.

La presión por alcanzar el "peso ideal" o mantener una baja grasa corporal puede llevar a comportamientos poco saludables, como la restricción calórica extrema, el uso excesivo de suplementos dietéticos, y el ejercicio compulsivo. Estas prácticas no solo comprometen el rendimiento deportivo, sino que también ponen en riesgo la salud general del atleta.

Además, los TCA en el deporte están a menudo subdiagnosticados debido a la falta de herramientas de cribado adecuadas y la tendencia a normalizar prácticas peligrosas en ciertos ambientes deportivos. Por esta razón, es crucial desarrollar estrategias de prevención y detección temprana, así como proporcionar apoyo psicológico y nutricional adecuado a los atletas para promover una relación saludable con la comida y el cuerpo.

El estudio de revisión de Xantophoulos et al. (2020) [2], hace referencia a los problemas de tipo mental que más pueden afectar a la población joven deportista entre los que destacan la depresión, ansiedad, TDAH (Trastorno por déficit de atención e hiperactividad), consumo de sustancias psicoactivas y TCA [1,2]. Cabe destacar en esta revisión, que los TCA afectan en mayor proporción a la población deportista que a la población no deportista y que en el caso de las mujeres afecta de manera mucho más importante, los hombres comprenden entre el 10% y el 25% de las personas con TCA [2].

Es destacable en el estudio [2], que, las características asociadas con la mentalidad de un atleta de élite (Ej., Enfoque en el rendimiento, la perfección y el control) en combinación con el contexto del entorno deportivo se asocian con patología alimentaria, insatisfacción corporal y ejercicio compulsivo. Además, añaden que los atletas pueden tener un peso "normal" y pueden no cumplir con los criterios exactos de diagnóstico de TCA debido a que el entrenamiento contribuye a aumentar la masa muscular. El término "anorexia atlética" ha sido acuñado para describir este fenómeno. El "ejercicio excesivo" es difícil de definir en los atletas jóvenes de élite, sin embargo, existe claramente un umbral en el que los riesgos y los resultados negativos superan los beneficios para el rendimiento [2].

Tranoulis et al. (2020) [3], realizaron un estudio prospectivo de casos y controles realizado desde enero de 2016 a abril de 2018 con 41 mujeres con FHA y 86 controles sanos. Se evaluaron las conductas desordenadas alimentarias y otros factores predisponentes de la FHA mediante cuestionarios auto informados. Los resultados que obtuvieron fueron que las conductas alimentarias desordenadas eran significativamente más frecuentes en las mujeres con FHA [1,2,3]. Además, las mujeres con FHA se caracterizaron por puntuaciones significativamente más altas en los ítems de la subescala de realización de dietas específicas y preocupación por la comida en comparación con los controles sanos. También se observaron diferencias significativas entre las puntuaciones medias de los dos grupos en todos los demás cuestionarios. Su conclusión fue que las conductas alimentarias desordenadas pueden ocurrir en poblaciones con FHA con mayor frecuencia en comparación con la población general [1,2,3]. Además, añaden que la ansiedad y la preocupación por el sobrepeso pueden subyacer y contribuir de forma independiente al desarrollo y mantenimiento tanto de estas conductas como de la FHA [3].

Mancine et al. (2020) [4], en su revisión sobre la prevalencia de TCA en la población atleta, investigaron qué factores influyen en esta asociación y cuáles son las modalidades con mayor riesgo. Añaden que la investigación sobre deportes estéticos o dependientes del peso encontró que los atletas que participan en ellos tenían unas tasas significativamente más altas de desórdenes alimenticios que aquellos que practican deportes no estéticos. En uno de los estudios que revisaron, los diferentes deportes no tuvieron una diferencia estadísticamente significativa en las tasas de desorden alimentario. Sin embargo, cuando se dividen en las categorías "magro" y "no magro", la diferencia entre ambas categorías es altamente significativa. Apuntan que, aunque existe una clara evidencia de que el énfasis en la delgadez juega un papel importante, si se realizan otro tipo de subdivisión en los deportes, la evidencia es menos concisa. Esto quiere decir que, aunque es útil, la agrupación investigada hasta ahora no proporciona una imagen completa para abordar el riesgo de TCA [4].

En el ensayo clínico de Petisco et al. (2020) [5], una vez más se hace referencia al riesgo que sufre la población deportista a padecer desórdenes alimentarios [1,2,3,4,5] y a la importancia de identificar los factores de riesgo para orientar mejor las estrategias de prevención e intervención [5]. Estos autores, además de hacer referencia a la imagen corporal, añaden otros factores como la presión de los entrenadores, padres y compañeros para perder peso, así como una personalidad específica de los atletas [1,5]. Como ya añadieron Mancine et al. [4], el riesgo varía según el sexo, la disciplina deportiva y el nivel competitivo siendo más prevalente en la población femenina y en la población joven [2,4] (el 90% ocurren en personas menores de 25 años). Apuntan a una posible mayor prevalencia en atletas que en la población general [4,5], pero no hay evidencia suficiente ya que existen estudios que apuntan lo contrario. Añaden características de la personalidad típica del deportista de élite, como el perfeccionismo, que es deseable para el éxito deportivo, pero añade riesgo de TCA [2,5]; además está vinculado con un cierto nivel de ansiedad; la baja autoestima también parece ser importante para la insatisfacción de la imagen corporal, aunque es difícil conocer si esto es una causa o un efecto del mismo. El estudio de Petisco et al., [5] estuvo formado por una muestra de 120 deportistas profesionales y no deportistas de entre 15 y 25 años agrupados en gimnastas, futbolistas y población no deportista. El protocolo de evaluación consistió en cinco cuestionarios, que fueron completados de forma voluntaria, anónima, individual y confidencial por los participantes para analizar la autoestima, el perfeccionismo, la ansiedad y el riesgo de desarrollar trastornos alimentarios. En este estudio, encontraron que el 2,5% de los gimnastas, el 12,5% de los futbolistas y el 20% de los no deportistas demostraron actitudes alimentarias desordenadas [5]. Por tanto, ha demostrado una mayor prevalencia de actitudes desordenadas en población no deportista en comparación con las modalidades deportivas estudiadas [5]. Añaden que este resultado puede deberse a falsas respuestas por parte de los deportistas.

En el estudio de revisión llevado a cabo por Kalindjian et al., (2021) [6] realizan un recorrido sobre la prevención secundaria en la población deportista a través de la detección temprana por el entorno del mismo en el que se encuentran los entrenadores. Apuntan que la mayoría de los profesionales del deporte se sienten involucrados en este tipo de detección aportando las siguientes conclusiones: casi todos los entrenadores de atletismo pensaron que su función era identificar los TCA, las entrenadoras estaban más preocupadas por esta problemática. Más de la mitad de los entrenadores estaban interesados en una mayor formación para facilitar la detección temprana y todos estaban de acuerdo en recibir cualquier recomendación sobre el tema. En lo que se refiere a FHA, en esta revisión se hace referencia a un estudio que apunta a que más de un tercio de los entrenadores deportivos pensaban que la amenorrea en un deportista era siempre normal. También mencionan que únicamente el 10% de los entrenadores de fitness en Canadá y Noruega pensaban que podían hablar con una mujer joven sobre esta problemática. Además, aproximadamente dos tercios de los entrenadores de élite dijeron que se pondrían en contacto con la atleta para informar que habían observado síntomas de TCA, pero solo 1/9 los derivaría a un especialista [6].

4.2. Diagnóstico de FHA
• Anamnesis

La anamnesis es una herramienta fundamental en el diagnóstico de AHF en mujeres deportistas, ya que proporciona una visión integral de los factores que pueden estar contribuyendo a la interrupción del ciclo menstrual. La AHF es una condición donde el estrés, la pérdida de peso y el ejercicio intenso afectan la regulación hormonal, llevando a la ausencia de menstruación. En mujeres deportistas, esta condición es particularmente prevalente debido a las demandas físicas y psicológicas de su entrenamiento.

Una anamnesis detallada permite al médico evaluar múltiples aspectos de la vida de la paciente, incluyendo sus hábitos alimenticios, el nivel y tipo de actividad física, y factores emocionales y psicológicos. Preguntas específicas sobre la dieta pueden revelar déficits nutricionales o trastornos alimentarios subyacentes, mientras que indagar sobre el régimen de entrenamiento puede destacar niveles de ejercicio que afectan negativamente la salud menstrual.

Además, la anamnesis puede identificar señales de estrés y otros factores psicosociales que contribuyen a la AHF. Esta evaluación global es esencial para diferenciar la AHF de otras causas de amenorrea, como problemas endocrinos o anatómicos, y para diseñar un plan de tratamiento personalizado que aborde tanto la salud física como emocional de la paciente.

Gibson et al.[1] dan especial importancia al apartado de diagnóstico de FHA por su complejidad, recomiendan comenzar con una historia clínica donde se deben conocer aspectos como la historia familiar y propia de antecedentes patológicos, uso de medicamentos; tipo de ejercicio, duración e intensidad; si hay alimentación desordenada, un registro dietético puede ser útil; historia sexual y uso de anticonceptivos, se debe preguntar sobre los desencadenantes (estrés, pérdida de peso y ejercicio excesivo). Es recomendable preguntar por los signos de hiperandrogenismo como acné o hirsutismo que podrían indicar SOP o *Hiperplasia Suprarrenal Congénita* de aparición tardía. Los síntomas vasomotores como los sofocos pueden indicar Insuficiencia ovárica primaria y los síntomas de dolor abdominal cíclico o crónico, pueden apuntar a una anomalía Mülleriana [1].

• Analítica de sangre

La inclusión de una analítica de sangre en el diagnóstico de la Amenorrea Hipotalámica Funcional (AHF) en mujeres deportistas es crucial por varias razones. En primer lugar, permite evaluar el estado hormonal de la paciente, incluyendo los niveles de FSH y LH, estrógenos y prolactina, lo cual es esencial para confirmar el diagnóstico de AHF y descartar otras causas de amenorrea, como trastornos tiroideos o hiperprolactinemia.

Además, la analítica de sangre puede identificar deficiencias nutricionales comunes en mujeres deportistas con AHF, como bajos niveles de hierro, vitamina D, y calcio, que pueden contribuir a la disfunción menstrual y otros problemas de salud. Evaluar marcadores de estrés y función adrenal, como el cortisol, también proporciona información valiosa sobre el impacto del entrenamiento intenso y el estrés en el eje hipotalámico-hipofisario-ovárico.

La detección de desequilibrios metabólicos, como alteraciones en los niveles de glucosa e insulina, puede indicar la presencia de resistencia a la insulina o síndrome metabólico, condiciones que también pueden afectar la función menstrual. Finalmente, una analítica completa ayuda a establecer una línea de base para monitorear la respuesta al tratamiento y ajustar las intervenciones nutricionales y de entrenamiento según sea necesario.

Se ha descrito como algunos de los parámetros que deben de ser incluidos como mínimo son la medición de la Subunidad Beta de la concentración de GnRH. Además, añaden la necesidad de incluir la concentración de FSH, LH, estradiol, prolactina y TSH, testosterona total y libre, androstenediona y 17-hidroxiprogesterona a primera hora de la mañana. También sugieren medición de cortisol [1].

- **Pruebas radiológicas**

Según Gibson et al. [1], será necesario realizar una ecografía de la pelvis para identificar la presencia de útero y ovarios, así como para descartar la existencia de una masa anexial, que podría ser indicativa de otras patologías ginecológicas. Esta evaluación es fundamental para confirmar la anatomía normal del aparato reproductor y excluir otras causas estructurales de la amenorrea. Además, debido al riesgo significativo de desarrollar osteopenia y osteoporosis asociado con el hipoestrogenismo prolongado, es altamente recomendable realizar una evaluación de la densidad mineral ósea mediante absorciometría de rayos X de energía dual (DEXA/DXA) en pacientes que presentan amenorrea prolongada. La DEXA/DXA es una herramienta precisa y fiable para medir la densidad ósea y detectar cualquier disminución que pueda predisponer a fracturas. También puede ser útil complementar este estudio con una radiografía lateral de columna para evaluar posibles fracturas vertebrales asintomáticas, que son comunes en mujeres con niveles bajos de estrógeno a largo plazo. La detección temprana de estas fracturas permite una intervención oportuna y puede prevenir futuras complicaciones. En conjunto, estas pruebas diagnósticas no solo ayudan a identificar y confirmar el diagnóstico de amenorrea hipotalámica funcional, sino que también proporcionan una evaluación integral del impacto sistémico de esta condición, guiando así un manejo clínico más efectivo y personalizado para proteger la salud ósea y general de las pacientes [1].

4.3. Tratamiento: Modificación del estilo de vida

Esta revisión [1] apunta a la modificación del estilo de vida como tratamiento principal para la FHA. Las mujeres con FHA, especialmente aquellas cuya condición está relacionada con la pérdida de peso significativa, deben ser tratadas de manera integral por un equipo de salud, con un enfoque especial en la nutrición. Es esencial que estas pacientes reciban atención nutricional continua durante al menos seis meses para abordar las deficiencias alimenticias y promover una ganancia de peso saludable. Los datos presentados en esta revisión son reveladores: el 54% de las pacientes tratadas lograron reanudar su ciclo menstrual en un periodo promedio de 19±5 meses. Este resultado subraya la importancia de un seguimiento prolongado y constante.

Uno de los hallazgos clave es el aumento del índice de masa corporal (IMC) en estas mujeres previo a la reanudación de la menstruación. Aunque el aumento fue pequeño, fue estadísticamente significativo, lo que indica que incluso un incremento modesto en el IMC puede tener un impacto positivo en la restauración de la función menstrual. La recomendación general para las mujeres con FHA es un aumento de peso de aproximadamente 1-2 kg, o un 5% del peso corporal inicial. Este aumento no solo ayuda a reanudar la menstruación, sino que también se ha comprobado que mejora la densidad mineral ósea (DMO), un factor crucial para la salud ósea a largo plazo.

Además de las recomendaciones nutricionales, se subraya la importancia de la suplementación con calcio y vitamina D para apoyar la salud ósea en mujeres con FHA. Se recomiendan entre 1200 y 1500 mg de calcio al día, junto con 400-1000 UI de vitamina D. Esta suplementación es vital para prevenir la osteopenia y la osteoporosis, condiciones comunes en mujeres con bajos niveles de estrógeno debido a la FHA. La adecuada suplementación no solo ayuda a mantener la salud ósea, sino que también puede acelerar la recuperación de la función menstrual.

La revisión también destaca la importancia de la terapia psicológica como parte integral del tratamiento para la FHA. El estrés es un factor significativo que puede contribuir a la disfunción hipotalámica y la consiguiente amenorrea. Por lo tanto, la terapia psicológica destinada a mejorar las habilidades de afrontamiento del estrés es esencial. La psicoeducación, una forma de terapia que educa a las pacientes sobre la relación entre el estrés y su condición, ha mostrado resultados prometedores en estudios recientes. La implementación de esta terapia no tiene efectos nocivos conocidos sobre las pacientes y puede proporcionar herramientas valiosas para manejar el estrés de manera efectiva.

En conclusión, la gestión de la FHA debe ser multifacética, abordando tanto los aspectos nutricionales como los psicológicos. La modificación del estilo de vida, incluyendo la ganancia de peso y la suplementación adecuada, junto con la terapia psicológica, puede llevar a una reanudación exitosa de la función menstrual y mejorar la salud ósea. La atención integral y personalizada basada en las necesidades individuales de cada paciente es fundamental para el tratamiento efectivo de la FHA [1].

Añaden que las investigaciones sobre tratamiento farmacológico en la FHA intentan promover una mejora en la salud ósea y prevenir el desarrollo de osteoporosis. La terapia con *estrógeno transdérmico* parece ser prometedora según este estudio; ya que, la falta de estrógenos durante los años premenopáusicos se ha relacionado con una disminución de la DMO. Se requieren más investigaciones sobre las nuevas líneas de tratamiento con leptina humana recombinante y kisspeptina [1].

En el estudio de revisión de Hirsberg et al. (2020) [7] sobre Hiperandrogenismo femenino y deporte de élite, hace énfasis en la mayor prevalencia de amenorrea en deportistas de élite [1,7], particularmente en aquellos en los que un cuerpo delgado se considera una ventaja para el rendimiento físico, como en los deportes estéticos y de resistencia [1,2,3,4,7]. Apuntan a que la causa subyacente más importante para el desarrollo de este problema es un déficit energético con respecto al gasto calórico a veces debido al deseo de estar delgado. Una cantidad relativamente baja de grasa corporal en relación con la masa muscular es importante para el rendimiento en muchas disciplinas, incluido el atletismo [7]. Al mismo tiempo, estos autores indican que el control estricto de la ingesta de alimentos puede derivar en un TCA, que es más prevalente entre la población deportista que en la población general [1-7]. Además, apuntan la paradoja de que, dado que la actividad física promueve la formación ósea, es curioso que estos atletas de élite presentaran reducción en la DMO. Ahora se conoce que este fenómeno surge de la deficiencia nutricional y sus consecuencias endocrinas que incluyen niveles bajos de estradiol, testosterona e IGF-I, así como elevación de cortisol [1,7]. Añaden que la FHA es una condición reversible restaurando el equilibrio entre la ingesta y el gasto de energía, tal y como apuntaban Gibson et al [1]. Añaden que, si el asesoramiento nutricional y el ajuste del entrenamiento durante al menos un año no conducen a la reanudación de la menstruación, se puede considerar la terapia farmacológica con estrógenos [7].

4.4. Síndrome de Ovario Poliquístico (SOP)

Aunque la baja disponibilidad de energía es la causa más común de amenorrea entre las mujeres atletas [7], no todas las deportistas con trastornos menstruales son hipometabólicas. De hecho, Hirsberg et al. identifican el SOP como explicación alternativa. El SOP es probablemente el trastorno endocrino más prevalente en las mujeres en edad fértil afectando al 10% de la población femenina. Se caracteriza por una producción ovárica elevada de andrógenos, alteración en la ovulación y hallazgos ecográficos de ovarios poliquísticos. Aunque su etiología es aún desconocida, existen indicios de una predisposición genética. Los rasgos endocrinos característicos de SOP son la resistencia a la insulina y el Hiperandrogenismo que explican los síntomas asociados. Las consecuencias clínicas son la morfología y anovulación ovárica poliquística características que conducen a trastornos menstruales y reducción de la fertilidad, así como hirsutismo y acné. Además, estos autores añaden que, las mujeres con SOP son más resistentes a la insulina, independientemente de la obesidad, lo que lleva a una hipersecreción secundaria de insulina, que estimula directamente la producción de andrógenos por las células de la teca ovárica. También, la insulina inhibe la síntesis hepática de globulina transportadora de hormonas sexuales (SHBG), elevando así los niveles de testosterona libre y biodisponible. La resistencia a la insulina puede provocar obesidad abdominal [7].

El tratamiento de esta afección se maneja tratando los síntomas, incluidos los trastornos menstruales, la infertilidad, el hirsutismo y el sobrepeso / obesidad. El pilar fundamental es un estilo de vida saludable [1,7], incluida la actividad física regular. Además, los anticonceptivos orales combinados atenúan los efectos androgénicos y contrarrestan el hirsutismo y el acné. La actividad física generalmente mejora la fertilidad de las mujeres con SOP [7].

En esta revisión [7], también podemos leer que el SOP es un trastorno común entre las atletas de élite y es, de hecho, la causa más frecuente de trastornos menstruales entre las deportistas olímpicas. Para diferenciar de FHA, vemos que en SOP hay una secreción diurna elevada de LH y testosterona. Por el contrario, en los atletas con FHA debido a la deficiencia de energía, la pulsatilidad de la LH se anula y los niveles de testosterona son bajos [1,7]. Por lo tanto, el perfil hormonal asociado con el

SOP difiere completamente del de la FHA. Cabe destacar, que, el físico de las atletas con SOP es más anabólico, con una mayor cantidad de masa muscular y una mayor densidad mineral ósea que otros atletas. Además, apuntan que el SOP se relaciona con un mejor VO2max y que puede favorecer el rendimiento, algo que no sucede en FHA. Así, concluyen que las formas leves de hiperandrogenismo, como el SOP, pueden mejorar el rendimiento físico y, por lo tanto, desempeñar un papel en la decisión de las mujeres de practicar deporte, esto podría explicar la mayor incidencia de SOP en mujeres deportistas que en sedentarias. No hay evidencia de que las actividades deportivas promuevan el hiperandrogenismo [7].

Figura 2: *Diagnóstico diferencial de FHA.*

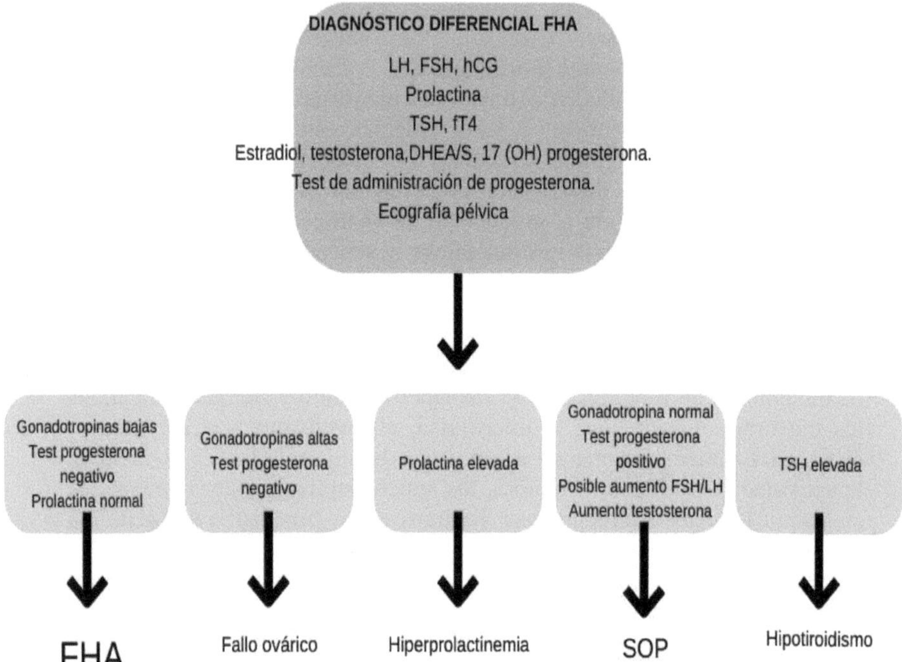

4.5. Respuestas hormonales al ejercicio excesivo

Dado que la práctica de ejercicio intenso, es un desencadenante para la FHA [1], Melin et al. (2019) [8] realizaron un estudio de cohortes de atletas eumenorréicas (control) y FHA sobre el impacto de la función menstrual en relación a la práctica de actividad física intensa. Se seleccionaron atletas de entre 18 y 38 años del equipo danés y las federaciones suecas de deportes de resistencia (media y larga distancia, orientación y triatlón), y, a través de clubes deportivos locales de la región de Oresund (Dinamarca) y Suecia. Se realizaron dos pruebas de ejercicio incrementales $(T^1$ y $T^2)$ en un cicloergómetro con cuatro horas de recuperación entre ellas, se realizaron a las 11.00 horas y las 15.00 horas, dos horas después de un desayuno

y almuerzo que no contenían más de 650 kcal, respectivamente. Las pruebas se iniciaron pedaleando durante 6 min a 50 Watt, seguido de un aumento de la carga de trabajo de 12 a 14 Watt por minuto hasta el agotamiento, con una cadencia de 60 rpm. Los resultados de este estudio fueron que los atletas con FHA tenían una masa corporal total y masa grasa más bajas en comparación con los controles, pero no se encontraron diferencias en la capacidad aeróbica. Además, los atletas con FHA tenían un porcentaje de masa libre de grasa menor que los controles. En relación a las repuestas endocrinas, Melin et al. [8], concluyeron que no hubo diferencias en la respuesta hormonal después de la primera sesión de ejercicio; sin embargo, después de la segunda prueba, IGFBP-3 aumentó más en FHA con una tendencia similar para IGF-1 y DBNF que no se consideraron significativas.

Lombardi et al., (2020) [9] realizaron un estudio de revisión centrado en la regulación de la *Hormona Paratiroidea* (PTH) y del metabolismo calcio-fósforo dependiente de la actividad física. Concluyeron que los cambios en los niveles circulantes de PTH durante y después del ejercicio dependen de la duración y/o intensidad; estos investigadores, plantean la hipótesis de que la respuesta de PTH se activa cuando se supera un umbral en intensidad y duración. En general, añaden que se observan aumentos marcados en la PTH solo en caso de alta intensidad y duración (15% por encima del umbral ventilatorio durante más de 50 minutos) o para baja intensidad y muy larga duración (50% VO_2 máx superior a 5 horas). En caso de series cortas de muy corta duración (30 segundos) a máxima intensidad no repercuten en la secreción de PTH. El aumento se produce en la fase tardía del ejercicio de larga duración y en la fase de recuperación. Además, el aumento de PTH inducido por el ejercicio, parece estar impulsado parcialmente por un aumento en los niveles de calcio también inducido por el ejercicio [9].

Un bajo nivel de actividad física, junto con una ingesta limitada de calcio, se asocia con un mayor riesgo de alteración de la PTH. Un estado de actividad física óptimo junto con suplementos dietéticos (calcio y / o vitamina D) puede ser beneficioso para la salud. Sin embargo, es posible que dicha suplementación deba combinarse con ejercicio para que sea eficaz [9].

4.6. Anticoncepción hormonal y rendimiento deportivo

Elliot-Sale et al. [10], en su metaanálisis, sobre si el uso de anticoncepción hormonal mejora o empeora el rendimiento concluyeron que el rendimiento era ligeramente superior en las mujeres que no utilizaban anticoncepción hormonal y que tenían ciclos menstruales regulares. En conjunto, sus hallazgos indican que los ACO podrían ejercer un impacto relativamente negativo en el rendimiento; pero, desde un punto de vista práctico, la decisión sobre la idoneidad del uso de ACO debe adaptarse a los requisitos individuales. Como resultado del uso de ACO, las concentraciones endógenas de estradiol y progesterona se encuentras más bajas en comparación con la fase lútea media del ciclo menstrual sin ACO. Esta regulación negativa crónica podría ser responsable del rendimiento del ejercicio levemente deteriorado demostrado en las usuarias de ACO en comparación con aquellas menstrúan naturalmente. De hecho, el perfil hormonal endógeno de una usuaria de ACO es comparable al perfil observado durante la fase folicular temprana del ciclo menstrual fisiológico; es decir, niveles bajos de estradiol y progesterona endógenos. En conjunto, estos resultados indican que el rendimiento en el ejercicio podría estar mediado por la concentración de hormonas ováricas endógenas en algunas personas [10].

4.7. Actividad física e infertilidad

La investigación llevada a cabo por Dhair et al. (2020) [11] exploró la asociación entre el tipo, la intensidad y la frecuencia de la actividad física con la infertilidad primaria en un estudio observacional analítico de casos y controles, que incluyó a 320 mujeres en Gaza. Este estudio reveló hallazgos significativos sobre cómo diferentes patrones de ejercicio afectan el eje hormonal reproductivo femenino. Los resultados indican que la relación entre la actividad física y la salud reproductiva de las mujeres puede ser tanto beneficiosa como perjudicial, dependiendo de diversos factores, como el tipo de actividad, su frecuencia y su intensidad.

El estudio concluyó que un nivel óptimo de ejercicio regular es crucial para mantener beneficios sustanciales para la salud general. Sin embargo, las mujeres que se someten a ejercicios intensos y prolongados están en mayor riesgo de experimentar problemas relacionados con la salud reproductiva. Estas mujeres son más propensas a desarrollar amenorrea, ya sea primaria o secundaria, lo que puede afectar negativamente su fertilidad. La amenorrea es una condición en la que se interrumpe el ciclo menstrual, lo que puede complicar la concepción y la capacidad reproductiva.

Además, el estudio encontró que las mujeres que participan en actividades físicas intensas desde una edad temprana tienen una mayor probabilidad de sufrir un retraso en la menarquia, que es la primera aparición de la menstruación. Este retraso en la menarquia puede tener implicaciones a largo plazo en la salud reproductiva y el desarrollo hormonal de las mujeres.

El análisis también identificó varias variables adicionales asociadas con la infertilidad primaria. Hubo una asociación positiva significativa entre la infertilidad primaria y factores como una edad de matrimonio superior a los 28 años, una menarquia que ocurre antes de los 14 años, así como la pobreza y la condición de refugiado. Estos factores sociales y económicos pueden interrelacionarse con los efectos de la actividad física y contribuir a la infertilidad.

Dhair et al. (2020) también destacaron que el sedentarismo, o la falta de actividad física, es otro factor de riesgo importante para la infertilidad. En contraste, las mujeres con normopeso, incluso si realizan actividad física intensa, tienen un riesgo menor de sufrir alteraciones menstruales en comparación con aquellas que tienen sobrepeso u obesidad. Esto sugiere que el estado de peso corporal y la intensidad del ejercicio deben considerarse conjuntamente para evaluar el riesgo de infertilidad y otros problemas reproductivos[11].

4.8. Consideraciones socioculturales

Heather et al. (2021) [12] realizaron una encuesta transversal con 219 mujeres atletas de élite en Nueva Zelanda, cuyo objetivo fue cuantificar el estado de salud de las atletas de élite y comprender los factores socioculturales que influyen en el mismo. Se reclutaron 357 atletas de élite de Nueva Zelanda para completar una encuesta. 219 de estas la completaron. El 22% cumplió con los criterios de menarquia tardía, únicamente 2 de las encuestadas necesitó intervención (medicación, aumento de peso, reducción de la carga de entrenamiento) para iniciar la menstruación. El 63% no usaban anticonceptivos hormonales, de las cuáles el 13% presentaron amenorrea. Un diagnóstico previo de oligo o amenorrea se asoció positivamente con antecedentes de fracturas por estrés y trastornos alimentarios. El 37% eran usuarias de anticoncepción hormonal. La píldora anticonceptiva hormonal combinada se utilizó con más frecuencia para la anticoncepción, pero también para el control de la menstruación, la regularidad de la misma, la reducción de síntomas y el acné. El 56% informaron de efectos secundarios en el estado de ánimo y el aumento de peso [12]. La mayoría de las atletas informaron de síntomas del ciclo menstrual (Tabla 4).

Tabla 2: *Características del ciclo menstrual* [12]

Menstrual cycle characteristic	n	Respondents	Percent
Regularity (when not using hormonal contraception)			
Regular	111	206	54
Not regular	32	206	16
Don't know/Other	63	206	31
Menstrual cycle-related symptoms			
Pelvic pain	115	202	57
Increased fatigue	99	202	49
Low back pain	94	202	47
Disrupted sleep	58	202	29
Headaches	39	202	19
Pain in thighs	20	202	10
Nausea or vomiting	17	202	8
Other	46	202	23
Nil	41	202	20
Requiring pain relief during menstruation			
Never	65	203	32
Rarely	72	203	35
Most of time	54	203	27
Always	12	203	6
Menstrual period characteristics			
Considered heavy	60	203	30
Not considered heavy	146	203	72
Need to frequently change pads or tampons	50	201	25
Passing large blood clots	42	201	21
Flooding through protection	34	201	17
Required to use double sanitary protection	17	201	8
Struggle to complete training without changing sanitary protection	18	201	8

Un tercio de las atletas informaron que su ciclo menstrual se vio afectado por el volumen de entrenamiento. El 36% creía que su ciclo menstrual impactaba de manera negativa en su rendimiento mientras que el 28% creía que el rendimiento no se veía afectado por su ciclo menstrual. El 4% creía que su ciclo menstrual tenía un impacto positivo en el rendimiento. El 86% informó que no se ausentaron de su entrenamiento por causa de la menstruación [12].

También en la encuesta de Heather et al. (2021) [12] se incluyeron preguntas sobre la presión social de las deportistas. Los resultados fueron que el 73 % de las atletas sintieron que su deporte las estaba presionando para que modificaran su apariencia lo que creían que era perjudicial para su salud. Las redes sociales eran la fuente de presión más reconocida. 33 de las atletas informaron de la realización de prácticas alimentarias desordenadas para obtener el cuerpo "ideal" y 22 informaron que su entrenador les dijo que perdieran peso por razones relacionadas con su rendimiento. 1 de cada 3 informó que nunca había recibido información relacionada con la salud. El 80 % informó que no había barrera para la comunicación, sin embargo, las barreras observadas incluyeron cuando el entrenador, médico y otros profesionales de apoyo eran hombres, dado que se percibía falta de conocimiento y estigmatización del tema [12].

4.9. Triada de la mujer deportista/ Deficiencia energética relativa en el deporte (RED-S)

Desde principios de la década de 1990, la Tríada de la Atleta Femenina se ha utilizado para describir a las atletas que también presentan trastornos alimentarios, amenorrea y baja densidad mineral ósea [1,13, 14]. En 2017, El Colegio Estadounidense de Obstetras y ginecólogos revisó esta terminología para que fuera más inclusiva. Los criterios actuales son: Baja disponibilidad energética con o sin trastorno alimentario, disfunción menstrual y baja densidad mineral ósea [1,14]. Este término difiere de la FHA porque no es necesario que la atleta sea amenorréica para cumplir con los criterios de la triada. No todos los pacientes con FHA son deportistas o cumplen los criterios de la Triada.

Todas las atletas están en riesgo de caer en esta problemática [14], independientemente de la constitución corporal o el deporte. Todas las mujeres activas deben ser evaluadas en relación a los componentes de la tríada y se deben realizar evaluaciones adicionales si se identifican uno o más componentes. Usar el ciclo menstrual como signo vital es una herramienta útil para identificar mujeres en riesgo y debe ser una parte integral del examen físico deportivo previo a la planificación del entrenamiento y competición [14].

En el estudio de revisión de Williams et al. (2019) [15], cabe destacar la representación conceptual de la Tríada de la mujer atleta y la Deficiencia energética relativa en el deporte en las figuras 6 y 7 [15].

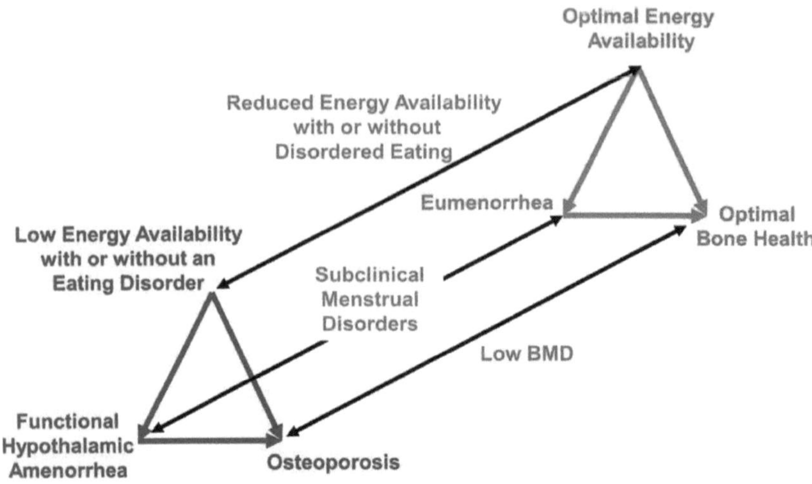

En la imagen se pueden ver los tres componentes interrelacionados de la Tríada de la atleta femenina que son la disponibilidad de energía, el estado menstrual y la salud ósea [1,13,14,15]. La disponibilidad de energía afecta directamente el estado menstrual y, a su vez, la disponibilidad de energía y el estado menstrual influyen directamente en la salud ósea. La salud óptima está indicada por una disponibilidad de energía óptima, eumenorrea y una salud ósea óptima, mientras que, en el otro extremo de la imagen, la forma más grave de la tríada de la atleta femenina se caracteriza por una baja disponibilidad de energía con o sin un trastorno alimentario, FHA y osteoporosis [15].

Figura 4: *Consecuencias para la salud de la Deficiencia Relativa de Energía en el Deporte (RED-S).* [15]

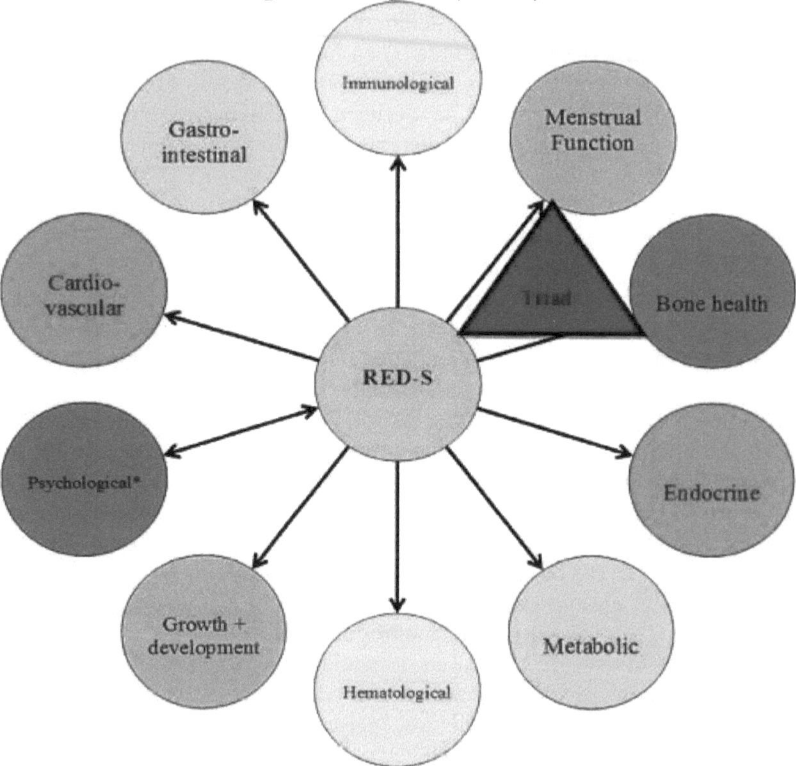

La figura 7 [15] representa una visión ampliada de la Tríada de la Atleta Femenina para ilustrar una gama más amplia de resultados y la aplicación a los atletas masculinos. Estos autores destacan que la RED-S no debe considerarse como condición diagnosticable o como un síndrome basado en la evidencia, más bien debería considerarse como un concepto, como en su día ya ocurrió con la Triada que necesitará una discusión, un debate y experimentación extensos [15].

De Souza et al., (2017) [16], en su revisión para valoración del estado actual de la Triada de la mujer atleta, destacan varios aspectos como que las mujeres deportistas que padecen la Triada a menudo presentan uno o más de los tres componentes de la Triada, y la presencia de uno es suficiente para diagnosticarla [14,15]. Es importante reconocer que, cada componente de la Triada se presenta a lo largo de un esquema que va desde un punto de partida saludable hasta un punto de gravedad no saludable (ver figura 6).

Además, la progresión a lo largo de las tres fases puede ocurrir a diferentes ritmos. Añade que posteriormente a la Triada se propuso una alternativa denominada Deficiencia Relativa de energía en el deporte (RED-S) que se describe como una rueda (ver figura 7) en la que la deficiencia de energía actúa como eje central. Estos autores apuntan a que este modelo es incorrecto ya que sugiere que la deficiencia de energía ejerce efectos directos en muchos sistemas diferentes no incluidos en el modelo fundamental de la Triada [15]. Por ejemplo, el modelo RED-S describe de manera inexacta una relación directa entre el déficit de energía y la disfunción endotelial cuando lo correcto sería que la falta de energía suprime el eje reproductivo que tiene efectos posteriores sobre la función vascular. Por tanto, estos autores, advierten contra la adopción estricta del modelo RES-S como un reemplazo de la Triada de la mujer atleta. En referencia a la salud reproductiva añaden que los trastornos asociados con la triada incluyen trastornos menstruales graves como amenorrea y subclínicos definidos como defectos de la fase lútea y anovulación. Además, apuntan que la función menstrual óptima depende de la disponibilidad de combustible. Incluyen mención a investigaciones que exploran los vínculos neuroendocrinos entre el estado nutricional y la función reproductiva, y añaden que varios estudios identifican la leptina como una señal clave para el eje reproductivo hipotalámico. En relación a la leptina, en el ensayo clínico de Moskvicheva et al. [18], se realizó una evaluación del estado nutricional, antropometría, trastornos alimentarios, tejido graso y niveles de leptina en 48 pacientes con FHA. El estudio del estado nutricional reveló la discrepancia entre ingesta calórica y gasto energético en el 50% de los pacientes, ingesta inadecuada de carbohidratos en el 91,7%, ingesta proteica elevada en el 70,8% de los pacientes. Además, se observó pérdida de peso en el 29,2% de los pacientes, déficit de grasa corporal en el 100% de los pacientes con IMC bajo y en el 58,8% con IMC normal. Se detectó disminución de leptina en el 77,1% de los pacientes e hipercolesterolemia sin aumento del índice aterogénico en el 68,8% de los pacientes [18].

4.10.   Reducción Densidad Mineral Ósea (DMO)

La densidad mineral ósea (DMO) es crucial para los deportistas y atletas, ya que influye directamente en la salud ósea y la prevención de fracturas. Un nivel adecuado de DMO garantiza que los huesos sean fuertes y capaces de soportar las tensiones y impactos recurrentes asociados con el entrenamiento y las competiciones. Los atletas que participan en deportes de alto impacto, como el atletismo, el baloncesto o el fútbol, están expuestos a un riesgo elevado de fracturas si su densidad ósea es insuficiente.

Además, una DMO adecuada es fundamental para la prevención de la osteoporosis y otras enfermedades óseas degenerativas. Los atletas con baja densidad mineral ósea pueden enfrentar un mayor riesgo de fracturas por estrés, que son comunes en deportes que implican grandes cargas repetitivas. La monitorización regular de la DMO ayuda a identificar deficiencias y tomar medidas preventivas o correctivas, como ajustes en la nutrición, el entrenamiento y la suplementación con calcio y vitamina D.

La DMO también impacta el rendimiento deportivo; huesos fuertes y saludables permiten una recuperación más rápida y una mayor resistencia al esfuerzo físico. Por tanto, mantener una densidad mineral ósea óptima no solo es crucial para la salud general del atleta, sino también para asegurar una carrera deportiva prolongada y exitosa.

El propósito del ensayo clínico de Southmayd et al. (2016) [19], fue describir la DMO y la geometría ósea estimada en mujeres que hacen ejercicio (n = 60) agrupadas según el estado energético y el estado estrogénico, dando como resultado cuatro grupos distintos. Este estudio describe las características del hueso en mujeres jóvenes y físicamente activas en función del estado energético y de los estrógenos, demostrando que estos factores ejercen efectos combinados e independientes sobre la DMO, la geometría ósea y la resistencia ósea estimada. Los resultados fueron que la combinación de una deficiencia energética y una deficiencia de estrógenos es más perjudicial para el hueso que cualquiera de las deficiencias por separado y, dado que la deficiencia energética suele preceder a las alteraciones menstruales en las mujeres que hacen ejercicio, tratar el hipoestrogenismo sin tratar el aspecto de desnutrición de la deficiencia energética probablemente será insuficiente para preservar o recuperar la salud ósea. Estos datos proporcionan una prueba más de que tener una energía adecuada y una función menstrual saludable deben ser prioridades de salud en las mujeres jóvenes que hacen ejercicio [19].

En el estudio de revisión de Papageorgiou et al. (2018) [20] añaden que una deficiencia enrgética, a corto plazo, puede aumentar los marcadores de resorción ósea y disminuir los de formación ósea en mujeres activas. A largo plazo, añaden que la deficiencia energética dará lugar a una menor masa ósea, una alteración del metabolismo, mayor riesgo de lesiones y fracturas por estrés [20].

Ogwumike et al. (2018) [21] realizaron un estudio para investigar la asociación entre el estado del ciclo menstrual y los problemas musculoesqueléticos a través de una encuesta transversal de atletas femeninas en Nigeria. Las participantes fueron seccionadas por muestreo intencional. De esta investigación se concluyó una prevalencia del 24,9%

de irregularidades menstruales en las participantes, de las cuales el 15,4% y el 9,5% padecían oligomenorrea y amenorrea respectivamente. La prevalencia global de los trastornos menstruales durante 12 meses fue del 56,6%. La prevalencia de los trastornos menstruales entre las participantes que declararon una irregularidad menstrual fue del 81,1% y del 69,6%, respectivamente, para la oligomenorrea y la amenorrea. Se observó que las atletas amenorreicas presentaban un mayor número de faltas de participación en los deportes durante más de 30 días debido a los principales trastornos menstruales. Existía una asociación significativa entre el estado del ciclo menstrual y los problemas musculoesqueléticos entre las atletas de Nigeria [21].

Wasserfurth et al. (2017) [22] apuntan que, las corredoras con FHA tienen niveles más bajos de estrógenos [19,22]; como consecuencia, la rápida pérdida ósea se asocia a los trastornos menstruales. El riesgo de fractura ósea de las corredoras de élite amenorreicas es nueve veces mayor que el de sus homólogas sanas. En las mujeres, los niveles de estradiol son extremadamente sensibles a la LEA. El estradiol preserva la DMO al aumentar los osteoclastos y disminuir la apoptosis de los osteoblastos. La influencia de la LEA en la DMO, se pone de manifiesto en el análisis de los marcadores de recambio óseo. Mencionan que se encontraron cambios en tres marcadores de recambio óseo en respuesta a la LEA a corto plazo en mujeres que hacían ejercicio, una reducción de los marcadores de formación ósea Osteocalcina plasmática y Propéptido carboxi-terminal de procolágeno tipo I en sangre, y un aumento del marcador de resorción ósea Telopéptido N-terminal en orina. La LEA extrema (10 kcal/kg FFM/día) aumentó los marcadores de resorción ósea, mientras que los marcadores de formación disminuyeron a niveles menores de restricción energética entre 20-30 kcal [22].

En el estudio de revisión de Southmayd et al (2017) [23] se pone de manifiesto que la pérdida ósea asociada a la triada no siempre puede recuperarse por completo tras un período de LEA crónica e hipoestrogenismo. Indican que las atletas amenorréicas tienen una DMO entre un 2% y un 17% menor en la columna lumbar que las eumenorréicas. Los prejuicios para la salud ósea de las mujeres afectadas por la triada también incluyen adaptaciones desfavorables en la geometría ósea, las mujeres con irregularidad menstrual tienen tres veces más probabilidades de tener un área transversal del cuello del fémur baja. Añaden que la geometría, la microarquitectura y la resistencia estimada también están comprometidas. Además, los beneficios para el hueso se vieron en atletas eumenorréicas pero no en las amenorréicas. Este estudio apunta a que la regularidad menstrual implica un entorno saludable de estrógenos y energía adecuado [19, 22, 23] para proteger la salud ósea, lo que implica un menor riesgo de fracturas. En las atletas, las fracturas de estrés son una preocupación importante, ya que tienen una incidencia de 9,2% en todas las atletas femeninas, pero puede ser superior al 20% en las atletas de deportes magros como el atletismo. Es importante destacar que en una evaluación reciente del efecto de acumulación de factores de riesgo de la triada sobre la incidencia de lesiones por estrés óseo reveló que tener una DMO baja y un IMC <21,0 kg/ m² daba lugar a un aumento de 4,7 veces en el riesgo de lesiones por estrés óseo, que se elevaba a un riesgo 6,8 veces mayor si la atleta entrenaba al menos 12 horas semanales [23].

En esta revisión [23], mencionan que, en un estudio de seguimiento de un año sobre la baja DMO en corredoras amenorreicas, las corredoras que reanudaron la menstruación habían ganado 1,9 kg, coincidiendo con un aumento significativo de 0,071 g/ cm² en la DMO de la columna lumbar, en comparación con los descensos adicionales de la DMO observados en las corredoras que permanecieron amenorreicas. En concreto, las corredoras que habían reanudado la menstruación seguían teniendo una DMO un 13% inferior a la de las corredoras que estaban eumenorreicas al inicio, lo que pone de relieve que el potencial de recuperación ósea puede ser limitado, y que el curso temporal de la recuperación ósea es más largo que el de la recuperación energética y menstrual [23].

4.11. Opciones de tratamiento para la mala salud ósea

Dado que existe una relación directa entre el aumento de peso y el aumento de la DMO, las intervenciones nutricionales son el tratamiento más lógico y primera línea de terapia para la tríada porque esta estrategia se dirige a la etiología del síndrome: deficiencia energética crónica.

Según Southmayd et al (2017) [23], las directrices detallan la necesidad de un enfoque multidisciplinario, con un abordaje a través de la mejora de la ingesta energética y educación nutricional por parte de un dietista. En el caso de los trastornos alimentarios más graves, la evaluación y tratamiento requieren un médico, un dietista deportivo y un profesional de la salud mental. Si después de un año de tratamiento no se consigue la reversión de la deficiencia energética, si no se produce una reducción en la puntuación z de la DMO o se producen nuevas fracturas, deben considerarse las estrategias farmacológicas además de los planes de tratamiento nutricional. Las estrategias farmacológicas irán dirigidas hacia el hipoestrogenismo con una terapia anticonceptiva oral combinada. Según este estudio, el 92% de los especialistas en medicina deportiva y médicos de familia has prescrito una terapia con ACO para aumentar la DMO en atletas amenorréicas. En conclusión, abordar tanto los factores estrogénicos como los energéticos con el tratamiento adecuado es de suma importancia [23].

4.12. Consideraciones nutricionales para la prevención

Wasserfurth et al. (2017) [22], en su estudio de revisión, observaron que, en las mujeres sanas, los niveles más bajos de leptina dependen completamente de la disponibilidad de energía, pero también son una respuesta al entrenamiento físico a largo plazo. Apuntan que, cuando la disponibilidad energética es menor de 30 kcal / kg LBM/día, la leptina se reduce a las 24 horas, disminuyendo la Tasa Metabólica Basal (TMB), inhibiendo la función tiroidea, el eje reproductivo y de crecimiento y la respuesta inflamatoria. Apuntan que en los estudios de mujeres sedentarias con normopeso presentaron 45 Kcal/ Kg LBM/día como un umbral en el que se puede lograr un equilibrio energético óptimo. Un umbral de 30-45 Kcal/Kg LBM/día ya se considera reducido y los atletas solo deben permanecer en ese umbral durante un corto período de tiempo. En cualquier caso, los estudios revisados por estos autores mostraron que un umbral menor de 30 Kcal/ Kg LBM/día parece ser en el cuál se encuentran graves implicaciones para la salud después de solo 5 días en mujeres sanas [22].

Además, añaden que, después de cuatro días en un umbral entre 19 y 25 kcal/kg, se produjo una reducción de triyodotironina (T3) en mujeres que hacían ejercicio y que eran previamente inactivas. En general, el entrenamiento crónico induce un ligero aumento fisiológico de las hormonas tiroideas en los atletas de fuerza de élite y en las corredoras de resistencia, lo que puede, hasta cierto punto, contrarrestar la reducción de T3 y NEAT (termogénesis de la actividad sin ejercicio) [22].

En conjunto, estos autores [22] sugieren que, a medida que disminuye la disponibilidad de energía, ya sea de forma intencionada por la restricción calórica o involuntaria por el aumento del gasto energético del ejercicio, se producirán adaptaciones metabólicas. Aunque estas alteraciones son normales e insignificantes si los deportistas vuelven a una ingesta energética adecuada, por ejemplo, después de una fase de dieta estructurada, pueden ser problemáticas en individuos que tienen un impulso constante para adelgazar. Si bien el peso corporal disminuirá al principio de una fase de dieta, inevitablemente se producirá una meseta en la pérdida de peso después de una ingesta energética baja prolongada. Aunque se trata de una adaptación fisiológica normal, algunos atletas pueden empezar a disminuir aún más la ingesta de energía para seguir perdiendo peso. Este comportamiento conducirá a una espiral descendente de restricción calórica, pérdida de peso y meseta seguida de otro ciclo, todo lo cual, en última instancia, resultará en LEA [22].

Además, añaden que, tras una LEA de 5 días, los niveles de glucosa e insulina en sangre en ayunas disminuyen, mientras que la cetona β-hidroxibutirato (BHB) aumenta. En aquellas atletas que padecen la triada, son frecuentes la hipoglucemia y la hipercolesterolemia. En oposición a la función cardioprotectora del ejercicio, la alteración de los niveles de colesterol puede ser desfavorable para la salud cardiovascular a largo plazo. Los resultados de esta revisión indican que la reducción de la actividad glucolítica y el aumento de la actividad lipolítica durante la LEA se producen por ahorrar combustible procedente de los hidratos de carbono. Posiblemente esto se deba a las limitadas reservas de glucógeno. Añaden que, las reservas de grasa de los atletas de alto rendimiento suelen estar cerca del límite inferior del 5% para los hombres y del 12% para las mujeres, especialmente en atletas que practican deportes de resistencia o estéticos [22].

Southmayd et al (2017), [23] en su estudio sobre tratamiento nutricional en relación a las opciones farmacológicas de la triada de la mujer atleta, apuntan que, la primera línea de tratamiento tanto para reestablecer la función menstrual como para mejorar la salud ósea en mujeres con FHA es abordar la deficiencia energética aumentando la ingesta de alimentos y reduciendo la carga de entrenamiento. Dan especial importancia al concepto de recuperación menstrual que debe incluir criterios como: 3 ciclos consecutivos de menos de 36 días, reanudación de la menstruación acompañada de un aumento específico de la concentración de estrógenos durante la fase folicular y la ovulación o formación evidente de cuerpo lúteo observada mediante aumentos de progesterona en la fase lútea. Estos criterios dan lugar a mayores asociaciones entre la recuperación menstrual y la salud ósea, ya que la exposición a los estrógenos será probablemente mayor [23].

En esta revisión [23], consideran como objetivo un aumento de peso de aproximadamente 0,5 Kg cada 7 a 10 días aumentando la ingesta energética entre un 20% y un 30% por encima de las necesidades iniciales. Según estos autores, no existe un umbral claro de aumento de grasa frente al aumento de peso que determine la recuperación menstrual u ósea. En cualquier caso, entienden que, los beneficios de la recuperación del peso sobre la salud ósea son dos: la reanudación de la menstruación corrige el hipoestrogenismo para regular la baja resorción ósea y las reservas de energía adecuadas mejoran el perfil hormonal para regular la formación ósea. Los predictores más importantes desde el punto de vista clínico de la recuperación del eje HPO son el aumento del peso y del IMC. Añaden que un aumento de 2,7 kg de peso corporal en una atleta amenorreica logrado a través del aumento de la ingesta energética en 360 Kcal/ día, restauró la pulsatilidad de la LII asemejándose al patrón observado en mujeres eumenorreicas. Además, informaron de aumentos significativos del peso corporal de unos 5 kg (58,0 ± 2,0 a 63,3 ± 2,3 kg) en las mujeres que reanudaron la menstruación, en comparación con aumentos no significativos del peso corporal de 1,3 kg (57,7 ± 3,2 a 59,0 ± 3,4 kg) en las mujeres que no reanudaron la menstruación. Además, apuntan el dato de que las probabilidades de amenorrea persistente se duplican por cada reducción de 1 Kg/ m² en el IMC. Estos datos ponen de manifiesto la importante relación entre el estado estrogénico y el estado energético.

- **Calcio y vitamina D:**

El calcio y la vitamina D son fundamentales para la salud ósea de las mujeres deportistas, ya que ambos nutrientes juegan roles críticos en la formación y el mantenimiento de huesos fuertes. El calcio contribuye a la densidad ósea, reduciendo el riesgo de fracturas y lesiones, que son comunes en deportes de alto impacto. La vitamina D, por su parte, facilita la absorción de calcio en el intestino, asegurando que el mineral esté disponible para la mineralización ósea adecuada. Además, ambos nutrientes son esenciales para la función muscular; el calcio ayuda en la contracción muscular y en la coordinación neuromuscular, mientras que la vitamina D mejora la fuerza y la función muscular. La deficiencia de estos nutrientes puede llevar a debilidad ósea, aumentando el riesgo de fracturas por estrés y lesiones.

Según este estudio [23], las recomendaciones diarias de ingesta de calcio son entre 1000 y 1300 mg/día. En el caso de la vitamina D, en corredoras de fondo, la administración de suplementos de calcio de 800 mg/día, añadidos a una ingesta habitual de calcio en la dieta de aproximadamente 1.000 mg/día, evitó la pérdida de DMO en el fémur, en comparación con una disminución del 2% en la DMO en corredoras tratadas con placebo. La administración de suplementos de calcio y vitamina D, también ha demostrado ser beneficiosa para reducir el riesgo de desarrollar fracturas por estrés derivadas del entrenamiento exigente. Mencionan un estudio realizado en mujeres militares en el que la ingesta de 2000 mg/día de calcio y 800 UI/día de vitamina D, demostraron una reducción del 21% de la incidencia de fracturas por estrés en relación a las que fueron tratadas con placebo. Además, apuntan a que en las atletas con déficit energético, el aumento de la ingesta de calcio y vitamina D puede ser el resultado de un aumento de la ingesta calórica [23].

- **Consideraciones sobre la ingesta calórica**

El desarrollo adecuado de la ingesta calórica en mujeres deportistas es crucial para optimizar el rendimiento y la salud general. Una ingesta calórica adecuada proporciona la energía necesaria para soportar el entrenamiento intenso y las demandas físicas del deporte, ayudando a mantener la resistencia y la capacidad atlética. Si las calorías consumidas son insuficientes, puede resultar en fatiga, disminución del rendimiento y una recuperación inadecuada después del ejercicio. Además, un déficit calórico prolongado puede llevar a la pérdida de masa muscular y afectar negativamente la salud ósea, aumentando el riesgo de fracturas y trastornos como la amenorrea. Una ingesta calórica adecuada también asegura que el cuerpo tenga los nutrientes necesarios para funciones metabólicas esenciales, como la regulación hormonal y la reparación celular.

Wohlgemuth et al [24], definen la disponibilidad energética (EA) como la energía restante después de considerar el gasto energético de la actividad física; esta energía está disponible para ser utilizada en los procesos metabólicos vitales del organismo. Cinco días consecutivos [22,24] de baja EA (< 30 kcal/kg LBM/día) en mujeres dieron lugar a una disminución de la disponibilidad de carbohidratos, lo que tendría implicaciones directas en el rendimiento. Apuntan a una EA óptima de 40-45 Kcal/Kg LBM/día para mantener la salud ósea y mantener el metabolismo. Además, puede ser beneficioso aumentar la ingesta calórica y de ciertos macronutrientes a lo largo de ciertas fases del ciclo menstrual [24].

   * **Carbohidratos** [24]

Los hidratos de carbono son una fuente vital de combustible durante el ejercicio de intensidad moderada a alta. Actualmente, el rango de distribución de macronutrientes aceptable para los carbohidratos es del 45-65% de las calorías totales con recomendaciones de 6-10 g/Kg/día en sujetos activos. Las necesidades de este macronutriente dependen en gran medida de la duración e intensidad del entrenamiento siendo las actividades más largas e intensas las que aumentan la demanda.

La correlación entre el rendimiento y el contenido de glucógeno muscular sugiere que estrategias de carga de hidratos de carbono pueden aumentar el rendimiento. Dado que la mayoría de los estudios sobre la carga se centran en hombres, se asumió que unas directrices similares serían aplicables a mujeres. Sin embargo, esta revisión apunta que los hombres y las mujeres difieren en la capacidad de carga de carbohidratos siguiendo el mismo protocolo. Por ejemplo, mencionan un estudio en el que aplicaron un protocolo que aumentaba la ingesta de carbohidratos del 55% al 70% en ciclistas masculinos y femeninos entrenados durante 4 días. Las mujeres, que estaban en la fase folicular del ciclo menstrual, no mostraron cambios significativos en el contenido de glucógeno muscular ni en el rendimiento en una prueba de resistencia submáxima mientras que los hombres mejoraron en ambos parámetros (41% y 45% respectivamente). Esto se debe a que, aunque la carga de 4 días fue igual en ambos sexos, la ingesta de carbohidratos absoluta diaria es mayor en los hombres, por lo que se pone de manifiesto la importancia de cumplir con las recomendaciones de g/Kg/día de carbohidratos especialmente en las mujeres. Estos autores apuntan, en su revisión, añaden que una dieta alta en carbohidratos (8,2 g/Kg/día) da como resultado un contenido de glucógeno muscular mayor (13%) y un mejor rendimiento en una prueba de resistencia submáxima en comparación con una dieta moderada en carbohidratos (4,7 g/Kg/día). También concluyen que las mujeres pueden realizar la carga de hidratos de carbono durante ambas fases del ciclo menstrual siguiendo las recomendaciones de 8-10 g/Kg/día en los 3 días previos al evento; sin embargo, con una menor ingesta crónica, el almacenamiento de glucógeno parece ser más eficaz con el aumento a corto plazo de carbohidratos en la fase lútea del ciclo menstrual cuando las tasas de oxidación de los mismos son elevadas.

En relación a los efectos de la suplementación con carbohidratos durante el ejercicio de resistencia prolongado, durante las fases folicular y lútea, la ingesta de una solución de carbohidratos al 6% cada 15 minutos mejora el rendimiento y minimiza las diferencias en la concentración de glucosa en sangre entre las fases del ciclo menstrual. Además, el consumo de 500-1000 ml de la solución de hidratos de carbono al 6% está dentro de las directrices comunes para los atletas de resistencia de 30-60 g/hora.

Tras un ejercicio de resistencia prolongado, la reposición de las reservas de glucógeno muscular es prioritaria. En las mujeres, la capacidad de reponer las reservas fluctúa a lo largo del ciclo menstrual y la mayor capacidad se produce durante la fase folicular. Además, en esta revisión incluyen que el retraso en la ingesta de carbohidratos en el periodo inmediato al ejercicio (2 horas) da lugar a una reducción en las tasas de almacenamiento de glucógeno. Por tanto, las mujeres deben centrarse en el consumo rápido de al menos, 0,75 g/Kg de carbohidratos tras un ejercicio prolongado para restaurar el glucógeno consumido durante el mismo.

En esta revisión [24], añaden las recomendaciones generales de ingesta de hidratos de carbono en mujeres deportista que son: En la preparación para un ejercicio de resistencia prolongado (> 90 minutos), las mujeres podrían considerar la carga de carbohidratos consumiendo 8-10 g/kg de peso corporal en los 3 días previos al evento, especialmente si éste se produce en la fase folicular. En las horas previas, se debe priorizar el consumo de 1 g/kg de peso corporal para garantizar la disponibilidad de carbohidratos durante la actividad. Durante el ejercicio de resistencia prolongado, las mujeres deben consumir 500-1000 ml de solución de carbohidratos al 6% por hora. Tras el ejercicio, las mujeres deben consumir rápidamente al menos 0,75 g/kg de carbohidratos para comenzar el proceso de reposición de las reservas de glucógeno muscular.

- **Grasas** [24]

El consumo adecuado de grasas es esencial para las mujeres deportistas por varias razones clave. Las grasas, particularmente las grasas saludables como los ácidos grasos omega-3 y omega-6, desempeñan un papel crucial en la salud general y el rendimiento deportivo. Primero, proporcionan una fuente densa de energía, crucial para mantener la resistencia durante entrenamientos largos e intensos, ya que cada gramo de grasa proporciona aproximadamente 9 calorías, en comparación con las 4 calorías por gramo de proteínas y carbohidratos.

Las grasas también son fundamentales para la absorción de vitaminas liposolubles, como las vitaminas A, D, E y K, que son esenciales para la salud ósea, la función inmune y la recuperación muscular. En particular, la vitamina D, que se encuentra en algunos alimentos ricos en grasas, es vital para la salud ósea y la regulación hormonal. Además, los ácidos grasos esenciales, como el omega-3, tienen propiedades antiinflamatorias que pueden ayudar a reducir el dolor muscular y la inflamación, acelerando la recuperación post-entrenamiento.

El consumo adecuado de grasas también es crucial para la regulación hormonal, incluyendo las hormonas sexuales que afectan la función reproductiva y el ciclo menstrual. Una ingesta insuficiente de grasas puede llevar a desequilibrios hormonales y problemas como la amenorrea, que pueden afectar negativamente la salud y el rendimiento.

Finalmente, las grasas ayudan a mantener la integridad celular y la función de las membranas celulares, lo cual es importante para la salud general y el rendimiento óptimo.

En esta revisión, Wohlgemuth et al [24] apuntan que las grasas son esenciales para el mantenimiento de la concentración de hormonas sexuales y para la absoción de las vitaminas liposolubles. En el caso de las mujeres, una ingesta adecuada de grasas puede ayudar a mantener los ciclos menstruales normales. Las mujeres deben asignar un 20% de las calorías totales a las grasas teniendo en cuenta que existen recomendaciones adicionales con los ácidos grasos omega-6 (ácido linoléico) y omega-3 (ácido α-linoleico), que se recomiendan 12 g y 1,1 g/día respectivamente en una proporción de 5-10:1. Por último, deben procurar obtener al menos el 15% de las calorías totales de fuentes de grasa no procesada.

Además, añaden que, las variaciones de las hormonas sexuales femeninas durante las fases folicular y lútea del ciclo menstrual influyen en el metabolismo de las grasas. Los niveles elevados de estrógenos durante la fase lútea promueven la lipólisis a través de una mayor sensibilidad a la lipoproteína lipasa y un aumento de la hormona del crecimiento. Durante la fase folicular, los niveles de estrógeno son más bajos, lo que provoca una menor dependencia de la grasa como sustrato energético. Por tanto, existe una mayor dependencia de la oxidación de las grasas en la fase lútea frente a la fase folicular.

Concluyen que, debe hacerse más hincapié en la ingesta de grasas alimentarias durante la fase lútea del ciclo menstrual para apoyar la mayor dependencia del metabolismo de las grasas.

- **Proteínas** [24]

El músculo mantiene un equilibrio constante entre la degradación de proteínas musculares (MPB) y la síntesis de proteínas musculares (MPS). Mantener una ingesta adecuada de proteínas es primordial para garantizar que la tasa de MPS sea por lo menos igual que la de MPB y así se mantenga la masa muscular. La ración dietética recomendada (RDA) actual de proteínas para todos los adultos sedentarios mayores de 18 años es de 0.8 g/Kg/día. Sin embargo, en esta revisión apuntan que la cifra parece estar desfasada y se basa en un método de balance de nitrógeno que puede no ser tan preciso como las técnicas recientes. También se ha sugerido que puede estar malinterpretado como un nivel óptimo de ingesta de proteínas en lugar de un nivel mínimo para prevenir la pérdida de masa muscular. Además, sugieren que las mujeres probablemente necesiten una mayor ingesta de proteínas debido al aumento de oxidación de las mismas; se ha sugerido que el punto de partida para las mujeres es de 1.6 g/Kg/día, aunque se necesitan más estudios en mujeres para determinar esta afirmación.

Las hormonas sexuales femeninas (estrógenos y progesterona) alcanzan su punto máximo durante la fase lútea media, que corresponde con un aumento de la oxidación de las proteínas en reposo. Es conocido que las mujeres necesitan más lisina durante la fase lútea que durante la fase folicular debido a motivos relacionados con la regulación del uso de aminoácidos por parte de la progesterona. El pico de progesterona durante la fase lútea media se ha relacionado con una reducción de los niveles plasmáticos de aminoácidos como resultado del aumento de la biosíntesis de proteínas por el engrosamiento del endometrio. El aumento del consumo de proteínas durante la fase lútea media se justifica por las demandas anabólicas del cuerpo especialmente cuando se hace ejercicio. Cuando se combina con el entrenamiento de resistencia, el aumento en la ingesta proteica tiene un efecto sinérgico con el aumento de la fuerza y la masa muscular, es decir, la hipertrofia. En el caso de mujeres atletas, en esta revisión apuntan que las necesidades medias de proteínas son de 1,63 g/Kg/día durante la fase folicular del ciclo menstrual. Con el aumento de oxidación de las proteínas en la fase lútea, las necesidades estarán aumentadas. La fase del ciclo debe tenerse en cuenta para evaluar las necesidades de proteínas en la dieta de las mujeres atletas.

En esta revisión [24] sugieren que las mujeres tienen mayores necesidades diarias de proteínas por encima de la cantidad recomendada actual de 0.8 g/Kg/día. Las atletas de fuerza y resistencia deben consumir, como mínimo, 1,6 g/Kg/día. Espaciar el consumo a lo largo del día en porciones de 20-30 g es más óptimo en relación con una toma más grande o con tomas más pequeñas y frecuentes.

4.13. Uso de suplementos en la mujer atleta

* **Beta-alanina** [24]

La beta-alanina es un suplemento importante para las mujeres deportistas debido a su impacto significativo en el rendimiento físico y la resistencia. Este aminoácido no esencial contribuye a la síntesis de carnosina, un dipéptido que actúa como un amortiguador de ácido en los músculos. La carnosina ayuda a neutralizar el ácido láctico que se acumula durante el ejercicio intenso, reduciendo la acidosis muscular y la fatiga. Al disminuir la acumulación de ácido láctico, la beta-alanina permite que las deportistas mantengan un nivel de rendimiento más alto durante actividades prolongadas y de alta intensidad.

Además, la beta-alanina puede mejorar la capacidad de entrenamiento y acelerar la recuperación entre sesiones. Esto es crucial para las mujeres que entrenan intensamente y buscan maximizar sus resultados. Los estudios han mostrado que la suplementación con beta-alanina puede aumentar la duración del ejercicio y mejorar el rendimiento en ejercicios que duran de 1 a 4 minutos, como el sprint y el entrenamiento de intervalos.

Wohlgemuth et al., (2021), establece como este suplemento que es un aminoácido no esencial que mejora el rendimiento del ejercicio mediante el aumento de los niveles de carnosina muscular y actúa como tampón de iones de hidrógeno, reduciendo así el pH. El aumento de la carnosina muscular ha dado lugar a mejoras en el rendimiento del ejercicio que duran principalmente de 2 a 4 minutos. Aunque la mayoría de los datos sobre la suplementación con beta-alanina son de hombres, se ha visto que, en las mujeres, los niveles iniciales de carnosina muscular son más bajos, lo que sugiere que podrían obtener mayores beneficios en comparación con los hombres. Además, los niveles de carnosina son más altos en aquellas mujeres que consumen más proteínas en la dieta, y, por tanto, son capaces de retrasar la fatiga que las mujeres con niveles más bajos de carnosina. En relación a la absoción de este suplemento, uno de liberación lenta tomado 6 g/día durante 28 días, aumentará los niveles de carnosina del músculo en un 16,4% más que el consumo de un suplemento de liberación rápida. Las recomendaciones de suplementación con beta-alanina no deberían diferir entre hombres y mujeres. Se recomienda su consumo en una dosis total de 4-6 g/día dividida en dosis de 1-2 g durante. En general, puede ser eficaz para retrasar la fatiga y/o optimizar la recuperación en mujeres. Cabe destacar que a menudo produce un efecto secundario de parestesia u hormigueo; y puede ser más frecuente en los hombres que en las mujeres.

- **Cafeína** [24]

El consumo adecuado de cafeína es de gran importancia para las mujeres atletas debido a sus múltiples beneficios en el rendimiento deportivo y la recuperación. La cafeína, al ser un estimulante del sistema nervioso central, mejora la concentración y el estado de alerta, lo cual es crucial para optimizar la toma de decisiones rápidas durante competencias o entrenamientos intensos. Este aumento en la concentración puede ayudar a mantener un enfoque preciso y a ejecutar técnicas deportivas con mayor efectividad.

Desde una perspectiva física, la cafeína tiene un impacto positivo en la resistencia y la capacidad de ejercicio. Aumenta la liberación de adrenalina, lo que prepara al cuerpo para el esfuerzo intenso al movilizar las reservas de grasa para obtener energía en lugar de utilizar principalmente carbohidratos. Este efecto es particularmente beneficioso para eventos de resistencia prolongados, donde una mayor utilización de grasa como fuente de energía puede ayudar a conservar los depósitos de glucógeno y retrasar la fatiga [24].

Además, la cafeína reduce la percepción del esfuerzo, haciendo que el ejercicio se sienta menos agotador. Esto puede permitir a las mujeres atletas entrenar con mayor intensidad y durante más tiempo antes de llegar al agotamiento, mejorando así la capacidad de rendimiento en entrenamientos y competiciones. La capacidad de tolerar un mayor volumen e intensidad de entrenamiento puede conducir a mejoras significativas en el rendimiento general y en los resultados deportivos.

La cafeína también tiene efectos positivos sobre la fuerza y la potencia muscular. Aumenta la liberación de calcio en las células musculares, lo que optimiza las contracciones musculares y puede llevar a mejoras en la fuerza y la potencia durante el ejercicio. Esto es beneficioso para deportes que requieren explosividad y fuerza, como el levantamiento de pesas y los sprints.

Es importante que las mujeres atletas gestionen cuidadosamente su consumo de cafeína. La dosis óptima puede variar de una persona a otra y es fundamental evitar el exceso, ya que puede causar efectos adversos como nerviosismo, insomnio y malestar gastrointestinal. Por lo tanto, experimentar con la cantidad y el momento del consumo es esencial para maximizar los beneficios y minimizar los efectos secundarios.

La cafeína es una ayuda ergogénica natural que provoca una respuesta fisiológica al actuar sobre los receptores de adenosina como estimulante del sistema nervioso central. La eliminación de la cafeína fluctúa a lo largo del ciclo menstrual, y algunas mujeres sienten los efectos de la cafeína durante más tiempo en la fase lútea. Esta revisión, muestra que las mujeres pueden acumular cafeína durante la fase lútea antes de comenzar la menstruación, y experimentar los efectos de la cafeína durante más tiempo. Además, estos efectos pueden aumentar los síntomas premenstruales en algunas mujeres, así como intensificar los efectos normales de la cafeína, es decir, aumento de la frecuencia cardíaca, la ansiedad y la alteración del sueño. También añaden que la cafeína (6 mg/kg) es eficaz para el rendimiento del ejercicio aeróbico, ya que ahorra glucógeno muscular al aumentar el metabolismo de las grasas. Se sabe que la cafeína disminuye la percepción del dolor, lo que sería útil antes de cualquier tipo de ejercicio. Las dosis de entre 3 y 9 mg/kg permiten obtener efectos ergogénicos cuando se consumen 60 minutos antes del ejercicio [24].

- **Omega 3** [24]

El omega-3 es un tipo de ácido graso esencial que ofrece múltiples beneficios para las mujeres atletas, influyendo positivamente en su salud general y rendimiento deportivo. Estos ácidos grasos, especialmente el

EPA (eicosapentaenoico) y el DHA (docosahexaenoico), se encuentran principalmente en pescados grasos y ciertos aceites vegetales, y son conocidos por sus propiedades antiinflamatorias y beneficios cardiovasculares.

En el contexto deportivo, el omega-3 juega un papel crucial en la reducción de la inflamación muscular. Los entrenamientos intensos y las competiciones pueden provocar estrés oxidativo e inflamación en los músculos, lo que a su vez puede causar dolor y retrasar la recuperación. El consumo adecuado de omega-3 ayuda a mitigar estos efectos al reducir la producción de moléculas inflamatorias, acelerando así la recuperación muscular y disminuyendo el riesgo de lesiones.

Además, el omega-3 mejora la salud cardiovascular al reducir la presión arterial y los niveles de triglicéridos. Una buena salud cardiovascular es fundamental para el rendimiento atlético, ya que un sistema circulatorio eficiente garantiza un suministro adecuado de oxígeno y nutrientes a los músculos durante el ejercicio, lo que mejora la resistencia y el rendimiento general.

El DHA, en particular, es esencial para la salud cerebral y la función cognitiva. Para las mujeres atletas, una función cognitiva óptima es crucial para la toma de decisiones rápida y eficaz durante las competiciones y entrenamientos. El DHA ayuda a mantener la salud neuronal y puede mejorar el enfoque, la concentración y la memoria, aspectos clave para el rendimiento deportivo.

El omega-3 también tiene un impacto positivo en la composición corporal y la regulación del metabolismo. Puede ayudar a reducir la grasa corporal y aumentar la masa muscular magra, lo que es beneficioso para mantener un peso corporal óptimo y mejorar el rendimiento en diversas disciplinas deportivas.

Es importante que las mujeres atletas incorporen una cantidad adecuada de omega-3 en su dieta para aprovechar estos beneficios. Aunque se pueden obtener omega-3 de fuentes alimenticias como el pescado graso, los suplementos pueden ser una opción conveniente para asegurar una ingesta adecuada, especialmente si el consumo de pescado es limitado.

La revisión de Wohlgemuth et al. (2021) revisión apunta que, la administración de suplementos de omega-3 puede ayudar a abordar la mayor respuesta inflamatoria que se observa en las mujeres después del ejercicio; también se ha demostrado que el aumento de los niveles de omega-3 reduce los síntomas de depresión y ansiedad, especialmente en las mujeres. Demás, mencionan que para ver los beneficios de los omega-3, deben consumirse de 1 a 3 g diarios [24].

* **Probióticos** [24]

Esta revisión subraya los beneficios de los probióticos para la salud general, destacando su capacidad para mejorar la composición bacteriana del intestino, regular la función inmunitaria y digestiva, y apoyar la salud del tracto urogenital y de la piel. Un aspecto relevante mencionado en la revisión es el impacto positivo de los probióticos en la absorción de nutrientes, particularmente en la mejora de los niveles de hierro. Un estudio reciente, enfocado en mujeres, mostró que la combinación de 20 mg de hierro en forma de fumarato ferroso con la cepa probiótica *Lactobacillus plantarum* resultó en una mejor absorción de hierro. Este hallazgo es crucial para las mujeres, quienes están en mayor riesgo de desarrollar anemia ferropénica debido a las pérdidas hemáticas periódicas asociadas con la menstruación [24].

Los probióticos ofrecen una solución potencial para mejorar el estado de hierro, contribuyendo así a la reducción del riesgo de anemia. Es importante elegir los probióticos adecuados basándose en la cepa específica y el resultado deseado, ya que las necesidades pueden variar entre mujeres y hombres [24]. El consumo de un suplemento probiótico multicepas podría ser la mejor estrategia para obtener una gama completa de beneficios para la salud. Para maximizar estos beneficios, se recomienda que el suplemento probiótico se tome diariamente y contenga entre 10 y 20 mil millones de unidades formadoras de colonias (UFC), o que incluya una cepa validada clínicamente en dosis efectivas. Esto garantizará que se logren los efectos deseados en la salud intestinal y en la absorción de nutrientes esenciales, apoyando así el bienestar general y la salud de las mujeres.

* **Suplementos proteicos** [24]

En relación a la suplementación proteica, esta revisión, añade que, las mujeres podrían beneficiarse de la misma para satisfacer sus necesidades diarias de proteínas, especialmente durante la fase lútea del ciclo menstrual, que se caracteriza por un aumento de la oxidación de las proteínas. Existen varios tipos: los aminoácidos esenciales, las proteínas de origen vegetal y de suero de leche. Los aminoácidos esenciales (EAA) son importantes para la síntesis de proteínas musculares y pueden tener efectos ergogénicos. Estos autores, mencionan que, la literatura ha demostrado que seis semanas de suplementación con EAAs (18,3 g/día) mejora la resistencia muscular aeróbica. Además, el consumo de 6-12 g de EAA solos o como parte de un suplemento proteico de 20-40 g puede estimular la síntesis de proteínas musculares. Las proteínas de origen vegetal también se han convertido en fuentes populares de suplementos proteicos y suelen ser de legumbres, frutos secos o soja. Debido a los perfiles de aminoácidos de las diferentes fuentes de origen vegetal, es necesario combinar varios tipos. Si se consume una proteína de origen vegetal, se recomienda asociar un probiótico como forma de mejorar la absorción de aminoácidos. Esta técnica asegura que se consume suficiente leucina para estimular la MPS. La proteína de suero es la forma de proteína de mayor calidad y está disponible como hidrolizado, aislado y concentrado. El aislado de proteína de suero es puro, con una concentración de proteína superior al 90%, ya que se han eliminado la lactosa y la grasa, y puede ser más beneficioso para las mujeres para evitar el malestar gastrointestinal. Datos anteriores han apoyado el uso de proteínas antes y/o después del ejercicio en mujeres para mejorar la recuperación muscular [24].

- **Vitaminas y minerales** [24]

En relación a las vitaminas y minerales, estos autores apuntan a que su utilización en forma de suplementos puede beneficiar a las personas muy activas. Las atletas que están menstruando pueden tener una mayor necesidad de ciertas vitaminas y minerales. En concreto, las atletas suelen tener carencias de folatos, riboflavina y vitamina B12. Las deficiencias de folatos y B12 pueden causar anemia, lo que disminuye el rendimiento deportivo. La ingesta media de folatos en las mujeres es de 126-364 µg/día. Esta medida está muy por debajo de la CDR actual de 400 µg/día. La suplementación con folatos es un método sencillo y eficaz para cumplir las recomendaciones actuales y evitar la disminución del rendimiento. La CDR para la riboflavina es de 1,1 mg/día para las mujeres. El aporte de riboflavina suele ser de 1,4 mg por cada 1000 cal, pero las mujeres que hacen ejercicio o están en periodo de lactancia deben consumir 1,6 mg por cada 1000 cal. La CDR de B12 para adultos es de 2,4µg/día. Las personas que siguen dietas basadas en plantas suelen carecer de B12, ya que ésta se consume sobre todo a partir de la carne y su biodisponibilidad es baja en vegetales. Además de la carencia de vitaminas del grupo B, algunas personas también carecen de vitamina D. La CDR de vitamina D es de 600 UI para hombres y mujeres de 9 a 70 años. La literatura ha demostrado que las dosis de 2000 a 4000 UI son seguras y beneficiosas. En el caso de la disminución de la DMO, la vitamina D adquiere un papel relevante para promover la salud ósea. Las personas con deficiencia de vitamina D pueden tener una mala mineralización del hueso y sufrir problemas óseos, especialmente a medida que se envejece.

Las mujeres deportistas tienen una ingesta de calcio inferior a la de los hombres. Además, aquellas que tienen intolerancia a los productos lácteos corren un riesgo aún mayor de sufrir carencia de calcio. La CDR de calcio para las mujeres adultas es de 1000 mg/día. La suplementación es una alternativa viable para las atletas que no consumen lácteos o que tienen un consumo insuficiente de calorías. El calcio también es vital para la contracción y la relajación muscular; por lo tanto, la suplementación puede promover una función muscular óptima. Las deficiencias de hierro son muy comunes entre las atletas femeninas, especialmente las que son veganas/vegetarianas y consumen pocas calorías. La ISSN recomienda que los hombres consuman 8 mg/día, mientras que las mujeres deberían consumir 18 mg/día [24].

- **Monohidrato de creatina** [24, 25]

La creatina actúa aumentando las reservas de fosfocreatina en los músculos, lo que resulta en una mayor disponibilidad de energía durante el ejercicio intenso. Este aumento en la disponibilidad de energía puede mejorar el rendimiento atlético, especialmente en actividades que requieren explosividad y alta intensidad, como el levantamiento de pesas y los sprints. Sin embargo, la revisión de la literatura actual [24] revela un vacío significativo en cuanto a la investigación sobre la suplementación de creatina en mujeres, especialmente durante fases específicas como la menstruación, el embarazo y el postparto. Aunque se han realizado estudios extensos en hombres y atletas en general, la eficacia y seguridad de la creatina en estas etapas de la vida femenina aún no están completamente establecidas.

Además, la revisión destaca que, a medida que las mujeres envejecen, la creatina puede ofrecer beneficios adicionales más allá del rendimiento deportivo. Se ha observado que la suplementación con creatina puede contribuir a mejorar la salud general y tiene potenciales efectos positivos sobre la salud mental, la salud ósea y la salud cerebral. En particular, la creatina puede ayudar a mitigar la pérdida de masa muscular y densidad ósea que suele ocurrir con la edad, así como apoyar la función cognitiva y la estabilidad emocional. No obstante, la evidencia en estas áreas es aún emergente y requiere más investigación para confirmar estos beneficios y entender mejor cómo la suplementación con creatina puede integrarse de manera segura y efectiva en la vida de las mujeres a lo largo de su ciclo vital[24].

Smith-Ryan (2021) [25] sugieren que las mujeres pueden experimentar un aumento de la masa y la función muscular cuando consumen una dosis elevada de creatina durante al menos 7 días consecutivos. La suplementación con creatina sola o en combinación con el entrenamiento de resistencia no parece aportar beneficios en la fisiología ósea de las mujeres posmenopáusicas. Sin embargo, cuando se combina con el entrenamiento de resistencia, la gran mayoría de las investigaciones apoyan la eficacia de la suplementación para mejorar la fuerza y rendimiento físico en las mujeres posmenopáusicas [25]. De hecho, puede mejorar las capacidades cognitivas, regular el estado de ánimo y ofrecer neuroprotección, especialmente en mujeres. Aunque los hombres parecen ser más sensibles a la suplementación con creatina, se ha observado una mejora del rendimiento atlético y un aumento de la masa libre de grasa en ambos sexos [24].

Existen dos estrategias eficaces para aumentar las reservas de creatina en el organismo, cada una con sus propias características y tiempos de efecto. La primera estrategia, conocida como fase de carga, implica la ingestión de 0,3 g de creatina por kilogramo de peso corporal, dividida en cuatro dosis diarias, durante un período de 5 a 7 días. Esta fase de carga está diseñada para saturar rápidamente los músculos con creatina. Posteriormente, se sigue con una fase de mantenimiento en la que se consume una dosis diaria de entre 3 y 5 gramos para mantener elevados los niveles de creatina en los músculos. Esta estrategia es efectiva para lograr un aumento significativo en las reservas de creatina en un corto período de tiempo y puede ser beneficiosa para mejorar el rendimiento en actividades que requieren explosividad y alta intensidad.

La segunda estrategia implica la ingestión diaria de una dosis constante de 5 gramos de creatina, sin una fase de carga previa. Aunque esta estrategia es menos agresiva y puede ser más fácil de seguir a largo plazo, tarda más tiempo en aumentar las reservas de creatina muscular hasta niveles óptimos. Esta opción es adecuada para quienes prefieren un enfoque más gradual, evitando posibles efectos secundarios relacionados con la fase de carga.

Ambas estrategias pueden proporcionar los beneficios asociados con la suplementación de creatina, como mejoras en la fuerza, la potencia y la recuperación muscular. Sin embargo, es importante considerar los posibles efectos secundarios. Un efecto secundario común de la suplementación con creatina es el aumento de peso, que está relacionado con la retención de agua en los músculos. Este efecto es más prevalente en los hombres, pero también puede ocurrir en mujeres, especialmente durante la fase lútea del ciclo menstrual debido a los cambios hormonales que pueden influir en la retención de líquidos. Es crucial tener en cuenta que el aumento de peso asociado con la creatina puede ser transitorio y generalmente está relacionado con el contenido de agua en los músculos, no con un aumento de masa grasa. Por lo tanto, aunque la suplementación con creatina puede llevar a un aumento de peso en algunos casos, este efecto es generalmente reversible y no debería ser un impedimento significativo para quienes buscan mejorar su rendimiento físico.

5. Discusión

A lo largo del desarrollo de esta revisión, se busca destacar que la Amenorrea Hipotalámica Funcional (FHA) no debe considerarse meramente como una ausencia de menstruación, sino como un trastorno complejo que requiere una comprensión profunda del origen del problema para su adecuada solución. La FHA está intrínsecamente relacionada con alteraciones endocrinas significativas, que demuestran que no se trata solo de un déficit en la menstruación, sino de un desequilibrio metabólico y hormonal más amplio. Existe consenso en que la FHA se asocia con un estado hipometabólico, lo cual es consecuencia de una inhibición central del eje reproductivo. Este desequilibrio se produce debido a la influencia de las hormonas del estrés y las endorfinas, que interfieren con la producción y liberación de la hormona liberadora de gonadotropinas (GnRH) en el hipotálamo.

A su vez, la disminución en los niveles de IGF-I (factor de crecimiento insulínico tipo 1) y leptina, hormonas esenciales para la homeostasis energética, contribuye a esta disfunción. La leptina, en particular, desempeña un papel clave en la regulación del equilibrio energético y el ciclo menstrual. La baja disponibilidad de estas hormonas esenciales resulta en una menor estimulación de la glándula pituitaria, que produce menos hormonas luteinizante (LH) y folículo estimulante (FSH). Esta reducción en la señalización hormonal impide la producción adecuada de estrógenos en los ovarios, lo que lleva a la anovulación y a la ausencia de menstruación. Como resultado, el cuerpo entra en un nuevo estado metabólico adaptativo, en el que la falta de señales hormonales regulares afecta no solo al ciclo menstrual, sino también a la salud general y al bienestar. Por lo tanto, abordar la FHA requiere una intervención que no solo trate la ausencia de menstruación, sino que también contemple el restablecimiento del equilibrio hormonal y metabólico para una recuperación completa.

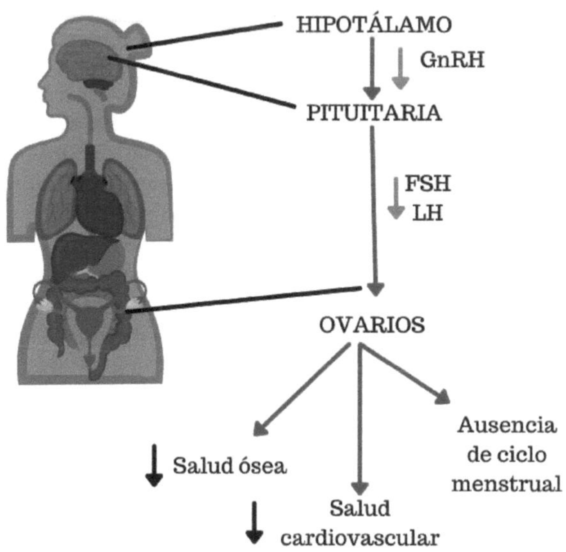

Figura 5: *Deficiencia energética.*

Uno de los principales puntos fuertes del presente estudio es la evaluación de los factores de riesgo tanto metabólicos como psicológicos y socioculturales como posibles contribuyentes al desarrollo de la FHA. Se ha hecho especial énfasis en la salud mental (TCA) con la intención de conocer si son una de las causas de RED-S, ya que, aunque existen estudios que apuntan que los jóvenes deportistas experimentan problemas de salud mental similares a los no deportistas [2], hay que tener en cuenta que sufren factores de estrés únicos que los ponen en riesgo de desarrollar o exacerbar los trastornos de salud mental. Entre los hallazgos de la presente revisión, se encuentra que un número notablemente mayor de mujeres jóvenes deportistas con FHA tienen, además, mayor prevalencia de comportamientos alimentarios disfuncionales subclínicos [3]. La bibliografía existente pone de relieve la necesidad de crear cuestionarios de valoración de conductas alimentarias desordenadas y educación para el bienestar de los jóvenes deportistas, así como de desarrollar servicios que reconozcan las necesidades especiales de esta población. El entorno debe ser consciente de la mayor prevalencia de alimentación desordenada en estas poblaciones, además de la diversidad de los síntomas. El presente estudio proporciona información significativa sobre la compleja naturaleza de la FHA confirmando la noción de que la FHA es un trastorno multidimensional y subraya que tanto los factores metabólicos como los psicosociales están implicados en la patogénesis del trastorno.

Por otro lado, los resultados de esta revisión destacan la complejidad inherente al diagnóstico de la Amenorrea Hipotalámica Funcional (FHA), especialmente cuando está asociada con el ejercicio excesivo y el déficit energético relativo (LEA). Esta complejidad surge porque muchas mujeres con FHA son erróneamente diagnosticadas con síndrome de ovario poliquístico (SOP) debido a la falta de un estudio diagnóstico completo y exhaustivo. A menudo, la realización de una ecografía aislada no es suficiente para emitir un diagnóstico preciso de FHA, ya que las mujeres afectadas pueden presentar características que también se observan en el SOP, como ovarios poliquísticos y ciertos síntomas de hiperandrogenismo, como el vello facial. Esta superposición de síntomas puede llevar a diagnósticos incorrectos y, en consecuencia, a tratamientos inadecuados. Así, muchas mujeres se ven en la posición de tratar una patología que no corresponde a su condición real, lo que puede conducir a una falta de mejoría en sus síntomas y a una posible prolongación del problema subyacente.

Además, existe un consenso creciente en que la terapia y educación nutricional deben ser el tratamiento de primera elección para la FHA asociada al LEA. La corrección del desequilibrio energético a través de una dieta adecuada y una gestión del ejercicio puede restaurar la función menstrual y hormonal de manera más efectiva que otras intervenciones. Por otro lado, el uso de anticonceptivos orales (ACO) como tratamiento para FHA se considera subóptimo. Aunque los ACO pueden enmascarar el síntoma de la ausencia de menstruación, no abordan la causa subyacente del problema, que es la disfunción del eje hipotálamo-hipófiso-ovárico (HPO). De hecho, su uso prolongado puede dificultar el restablecimiento de una actividad hormonal endógena normal, complicando aún más el proceso de recuperación y restauración del equilibrio hormonal.

El concepto de disponibilidad energética, así como su cálculo, han ido evolucionando. En esta revisión, se ha intentado conocer cuál es el valor límite de esta disponibilidad energética a partir del cual comienzan a producirse multitud de alteraciones en el organismo, especialmente en el eje hipotálamo-pituitario-gonadal, en el eje hipotálamo-pituitario-tiroides y también en marcadores de formación y resorción ósea para poder aplicar estrategias nutricionales adecuadas. Se estima que una disponibilidad energética óptima en mujeres es aquella superior a 45 Kcal/ Kg LBM/ día y es el valor de 30 Kcal/ Kg LBM/ día el valor de LEA por debajo del cual ya la energía no es suficiente para mantener las funciones fisiológicas adecuadas. Estos valores no están nada claros en atletas y existe cierta controversia; ya que muchos estudios se han llevado a cabo en mujeres sedentarias, además hay que tener también en cuenta que las medidas que se llevan a cabo en los laboratorios, con los métodos muy controlados, difieren mucho de la realidad, y aún son escasamente conocidos en el caso de los hombres, posiblemente el campo de la LEA sea el único de la nutrición deportiva que está más ampliamente estudiado en mujeres que en hombres.

La Tríada de la mujer atleta es un concepto integral que surgió para abordar y comprender tres problemáticas interrelacionadas y altamente prevalentes en mujeres deportistas: amenorrea hipotalámica (la ausencia de menstruación), trastornos de la conducta alimentaria (TCA) y osteoporosis. Este concepto inicial, introducido para captar la complejidad de estas condiciones, buscó conectar cómo cada una de ellas podría afectar la salud general de las mujeres atletas y cómo estaban interrelacionadas. La amenorrea hipotalámica se refiere a la falta de menstruación debido a disfunciones hormonales asociadas con el ejercicio excesivo y el déficit energético. Los trastornos alimentarios, como la anorexia o la bulimia, están frecuentemente presentes en este contexto, exacerbando los problemas hormonales y nutricionales. La osteoporosis, por su parte, es una consecuencia grave de la pérdida de masa ósea debido a una dieta inadecuada y una menor densidad mineral ósea.

A medida que se avanzó en la investigación, el concepto de la Tríada de la mujer atleta se refinó al incluir la Deficiencia Energética Relativa en el Deporte (LEA) como un factor causal clave. La LEA se refiere a un desequilibrio entre el gasto energético y la ingesta calórica, que puede ocurrir tanto en presencia de un trastorno de la conducta alimentaria como en ausencia del mismo. Este reconocimiento amplió la visión original de la tríada, permitiendo una mejor comprensión de cómo la insuficiencia energética impacta de manera global en la salud de las atletas, afectando no solo su ciclo menstrual, sino también su estado nutricional y su salud ósea.

Con el tiempo, el concepto de la tríada dejó de ser visto como un estado fijo y se transformó en un patrón continuo de cambio. Este patrón representa una transición desde un estado saludable a uno patológico, pasando por varios estadios intermedios. En lugar de considerar la tríada como un conjunto de condiciones estáticas, se entendió que las mujeres atletas pueden experimentar diferentes niveles de severidad y tipos de manifestaciones de estas condiciones a lo largo del tiempo.

Para abordar de manera más inclusiva otras alteraciones que no se encuadraban estrictamente en la tríada y para aplicar el concepto a un espectro más amplio de deportistas, incluidos los hombres, se introdujo el término Deficiencia Energética Relativa en el Deporte. Este concepto abarca un rango más amplio de alteraciones en la salud, no solo endocrinas y metabólicas, sino también psicológicas, hematológicas e inmunológicas. La LEA se reconoce por su impacto en la salud en múltiples niveles, afectando no solo la función reproductiva y ósea, sino también el bienestar general y el rendimiento deportivo. Esto incluye consecuencias en la salud mental, el sistema inmunológico y la composición corporal, reflejando un panorama más completo de cómo el déficit energético afecta a los deportistas en general. La adopción del término LEA proporciona una visión más holística y adaptable que permite una mejor identificación y tratamiento de estas condiciones en diversas poblaciones deportivas.

Figura 6: *Triada de la mujer atleta.*

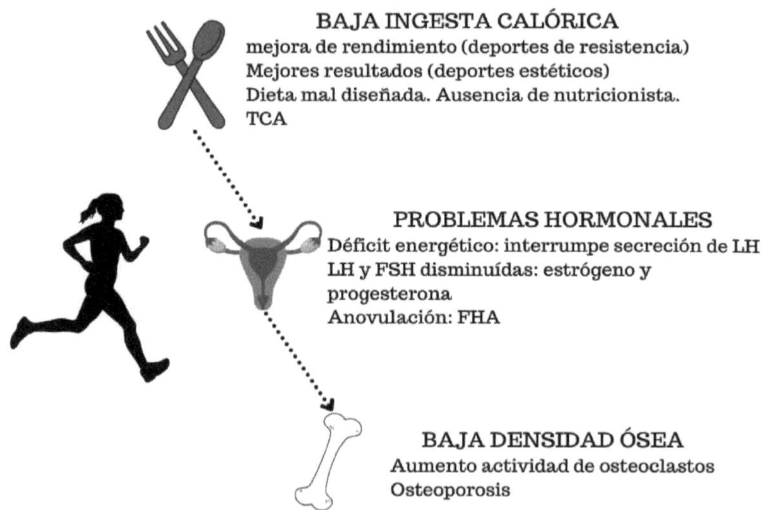

En cuanto al conocimiento de esta patología en el entorno de las deportistas, esta revisión pone de manifiesto la necesidad de concienciar a los profesionales para su detección precoz; ya que parece que únicamente poseen un conocimiento parcial de los síntomas. Sin embargo, es importante recalcar que los estudios mencionados en este aspecto, se basan en encuestas que generan sesgos de reclutamiento. Aun así, los estudios centrados en el paciente y a detección temprana son escasos.

En esta revisión, únicamente se mencionan dos estudios relacionados con estrategias nutricionales y uso de suplementación deportiva para prevenir este problema, por tanto, esta es la limitación más importante del estudio, ya que pretendía responder a la pregunta sobre prevención. Sin embargo, sí que consigue poner de manifiesto que el foco se encuentra en la energía y en especial en la ingesta correcta de carbohidratos. Las nuevas pruebas subrayan la importancia de las estrategias y recomendaciones nutricionales específicas para cada sexo, especialmente para las mujeres activas.

En cuanto a la disminución de la DMO, a través del análisis de los estudios que tratan este problema, una vez más, esta revisión, pone de manifiesto la necesidad de la detección precoz que evitaría completamente la aparición de este problema

Existen diferencias intraindividuales en las mujeres, a lo largo del ciclo menstrual y del ciclo vital (pubertad, embarazo, menopausia). Estas diferencias se producen durante las fases del ciclo menstrual, que se deben a la fluctuación de los niveles hormonales, por ejemplo, el aumento de estrógenos y progesterona durante la fase lútea media. Por ello, las mujeres pueden beneficiarse de las recomendaciones nutricionales específicas para cada sexo, especialmente cuando practican ejercicio físico con regularidad. Las recomendaciones específicas sobre calorías, macronutrientes, micronutrientes y suplementos deben adaptarse a cada persona para alcanzar los objetivos deseados, pero los requisitos básicos y los puntos de partida son probablemente universales y, por tanto, se abordan en esta revisión. Además, hay que tener en cuenta el momento y la dosis, especialmente cuando los objetivos principales son el rendimiento o la recuperación. Estas directrices y recomendaciones nutricionales distintas para las mujeres están justificadas dada la diferencia basada en el sexo, pero hasta la fecha se carece de ellas. También hay una falta significativa de estudios que evalúen las estrategias nutricionales específicas de las mujeres para la salud, el rendimiento y la composición corporal. Es necesario realizar más investigaciones que evalúen las estrategias nutricionales específicas para las mujeres, especialmente para las mujeres activas.

También se pone de manifiesto la conveniencia de un manejo multidisciplinar e individualizado de los casos de FHA, así como el importante papel del entrenador, compañeros de equipo y redes sociales.

6. Aplicabilidad y nuevas líneas de investigación

La falta de métodos de diagnóstico claros y validados en diversas poblaciones es una preocupación importante en el campo de la investigación de los trastornos alimentarios y la FHA (Amenorrea Hipotalámica Funcional). Es fundamental desarrollar cuestionarios que hayan sido validados científicamente y combinarlos con pruebas bioquímicas para obtener diagnósticos precisos. Además, la vigilancia de ciertos comportamientos dietéticos puede proporcionar información crucial sobre estos trastornos. La precisión en el diagnóstico permitirá una mejor comprensión de la prevalencia y los factores de riesgo asociados, lo que es esencial para diseñar intervenciones efectivas.

La necesidad de futuros estudios que diluciden las vías mediante las cuales los factores psicosomáticos contribuyen a la aparición de la alimentación desordenada y la FHA es evidente. Esta revisión destaca la importancia de una evaluación exhaustiva que incluya no solo aspectos ginecológicos, sino también psicológicos. Las adolescentes y mujeres jóvenes con FHA a menudo no reciben una valoración psicológica adecuada, ya que tanto los padres como los profesionales de la salud se concentran en los aspectos ginecológicos de la amenorrea. Sin embargo, es crucial reconocer que estas mujeres merecen una evaluación psicológica cuidadosa para abordar todos los factores contribuyentes a su condición.

En el caso de los hombres, la investigación sobre los trastornos alimentarios y la FHA es extremadamente limitada. Además, no se sabe cuánto tiempo tomará la recuperación del ciclo menstrual normal en las mujeres afectadas por la FHA. Otro aspecto que requiere mayor atención es la composición de la dieta, más allá de la ingesta energética total. Es posible que la disponibilidad de ciertos macronutrientes juegue un papel crucial, o quizás sea la ingesta energética en sí misma la que determine la aparición de todas las alteraciones derivadas de los desórdenes alimentarios (DE).

Entre los atletas, la prevalencia de DE es común, pero aún hay mucho por aprender sobre cómo varía dentro de diferentes subgrupos deportivos. Aunque se ha establecido claramente que el énfasis en la delgadez es un factor importante, las pruebas en otros subgrupos no son tan concluyentes. Estos hallazgos son fundamentales para guiar futuras investigaciones que busquen definir la prevalencia de DE en diversos deportes. La investigación futura debe centrarse en identificar las diferencias patológicas en la presentación de DE en varias categorías deportivas.

Específicamente, los patrones de DE en atletas estéticos y en aquellos que dependen del peso deben ser abordados con especial atención, ya que las tasas de prevalencia en estos deportes son particularmente altas. Las herramientas de cribado que se desarrollen para evaluar a los atletas deben ser validadas en una amplia gama de tipos de atletas, dado que la prevalencia y la manifestación de los síntomas pueden variar significativamente entre diferentes deportes. El desarrollo de herramientas de diagnóstico o la realización de investigaciones limitadas a una sola población de atletas restringirán en gran medida la generalización de los resultados. Por lo tanto, es necesario realizar investigaciones exhaustivas y que abarquen múltiples deportes, especialmente cuando se trata de atletas considerados de alto riesgo.

En cuanto a la prevención de los DE, aunque se han realizado numerosos estudios sobre la prevención primaria, se han llevado a cabo menos estudios sobre la detección precoz. Esto es una cuestión crucial, ya que se ha demostrado que la detección temprana mejora significativamente el pronóstico de los afectados. Mejorar los niveles de conocimiento entre los profesionales sanitarios es esencial. Esto puede lograrse mediante programas de formación inicial y continuada, como el e-learning, que es un método rentable y eficiente para desarrollar conocimientos y habilidades.

Los programas de e-learning pueden llegar a una audiencia amplia a un costo relativamente bajo, permitiendo la distribución efectiva de materiales educativos. Es fundamental que esta formación no se limite a médicos y nutricionistas, sino que incluya a cualquier profesional que pueda detectar precozmente los DE, como endocrinólogos y farmacéuticos. Un área crítica para la detección precoz es el entorno escolar, ya que la edad escolar es el período más común para la aparición de desórdenes alimenticios.

Para mejorar la detección precoz en las escuelas, se propone capacitar al personal escolar para identificar a los estudiantes en riesgo de padecer DE, cómo abordarlos adecuadamente y dónde derivarlos para recibir la atención necesaria. La investigación futura debería centrarse en identificar métodos para reducir las barreras a la búsqueda de ayuda, como el estigma, la vergüenza, la negación, la falta de conocimientos sobre los DE y las actitudes negativas hacia el tratamiento. Abordar estas barreras puede facilitar que más personas busquen y reciban el tratamiento adecuado a tiempo, mejorando así sus resultados a largo plazo.

7. Conclusiones

La pérdida de menstruación en mujeres deportistas es un claro indicador de que algo está ocurriendo en el cuerpo que debe ser atendido con seriedad, y nunca debe ser considerada como una parte normal del entrenamiento o de la práctica deportiva. La FHA es una manifestación de un estado de baja disponibilidad energética, lo que implica que el cuerpo está experimentando un déficit entre la ingesta calórica y el gasto energético. Este déficit obliga al organismo a implementar una serie de adaptaciones metabólicas y fisiológicas para reducir el consumo de energía, minimizar la pérdida de peso adicional y preservar la supervivencia en condiciones de estrés.

En respuesta a este estado de deficiencia energética, el hipotálamo inicia una respuesta adaptativa que incluye la reducción en la secreción de la GnRH. Esta disminución de GnRH afecta directamente la función de la glándula pituitaria, la cual produce menores cantidades de LH y FSH. La reducción en los niveles de LH y FSH provoca una disminución en la producción de estrógenos por los ovarios, llevando a un estado de hipoestrogenismo. La falta de estrógenos impide la ovulación, resultando en una amenorrea hipotalámica funcional.

Si esta condición persiste en el tiempo, puede tener graves consecuencias para la salud de la mujer, especialmente para la salud ósea. La reducción en la producción de estrógenos contribuye a una pérdida acelerada de masa ósea, lo que aumenta el riesgo de desarrollar osteoporosis y fracturas. La salud ósea comprometida puede tener un impacto duradero en la calidad de vida, reduciendo la densidad ósea y haciendo que los huesos sean más frágiles y susceptibles a lesiones.

A pesar de que históricamente se pensaba que la intensidad del ejercicio por sí misma podría ser la causa principal de la FHA, investigaciones recientes han demostrado que el problema no radica únicamente en la intensidad del ejercicio, sino en la falta de aporte suficiente de nutrientes y energía necesarios para soportar dicha actividad física. Esta situación se conoce como Deficiencia Energética Relativa en el Deporte (RED-S). En este contexto, el factor crítico es la ingesta energética adecuada. La deficiencia energética en deportistas puede ser el resultado de varios factores, incluyendo desórdenes alimentarios, hábitos de alimentación desordenada, TCA, pérdida de peso intencionada sin la presencia de problemas psicológicos pero con un plan alimentario mal diseñado, o simplemente una alimentación insuficiente sin conciencia de la magnitud del déficit energético.

El consenso en la comunidad científica es que la primera línea de tratamiento para la FHA debe ser una intervención nutricional en lugar de una intervención farmacológica. La restauración de una ingesta energética adecuada es fundamental para recuperar el equilibrio hormonal y restablecer el ciclo menstrual. Sin embargo, a pesar de este consenso, la revisión actual no ha logrado establecer pautas específicas y universales para la prevención y el tratamiento de la FHA. Esto se debe, en gran parte, a que cada deportista presenta características individuales únicas que requieren una intervención personalizada. Cada caso de FHA puede implicar diferentes grados de deficiencia energética y necesidades nutricionales, lo que hace que la intervención deba adaptarse a la situación particular de cada persona.

Además, se necesita una mayor investigación para identificar otros factores nutricionales que podrían influir en la prevención y tratamiento de la FHA más allá de la simple corrección de la ingesta energética. La falta de pautas generalizables para la población deportista en general indica que aún hay mucho por descubrir sobre cómo optimizar la nutrición para prevenir y tratar eficazmente la FHA. La investigación futura deberá abordar estos factores adicionales y desarrollar estrategias que sean aplicables a una amplia gama de deportistas, considerando las variaciones individuales y los diferentes contextos en los que se produce la deficiencia energética. De este modo, se podrán ofrecer recomendaciones más precisas y efectivas para mantener la salud reproductiva y general en las mujeres deportistas.

8. Bibliografía

1. Sophie Gibson M.E., Fleming N., Zuijdwijk C. and Dumont T.Where Have the Periods Gone? The Evaluation and Management of Functional Hypothalamic Amenorrhea. J Clin Res Pediatr Endocrinol. 2020 Feb; 12 (Suppl 1): 18-27.

2. Xanthopoulos M.S., Benton T., Lewis J., Case J.A. and Master C.L.Mental Health in the Young Athlete.Curr Psychiatry Rep. 2020 Sep; 22 (11): 63.

3. Tranoulis A., Soldatou A., Georgiou D., Mavrogianni D., Loutradis D. and Michala L.Adolescents and young women with functional hypothalamic amenorrhoea: is it time to move beyond the hormonal profile?. Arch Gynecol Obstet. 2020 Apr; 301 (4): 1095-1101.

4. Mancine R.P., Gusfa D.W., Moshrefi A. and Kennedy S.F.Prevalence of disordered eating in athletes categorized by emphasis on leanness and activity type - a systematic review.J Eat Disord. 2020; 8: 47.

5. Petisco-Rodríguez C., Sánchez-Sánchez L.C., Fernández-García R., Sánchez-Sánchez J. and García-Montes J.M.Disordered Eating Attitudes, Anxiety, Self-Esteem and Perfectionism in Young Athletes and Non-Athletes. IJERPH. 2020 Sep; 17 (18): 6754.

6. Nina K., France H., Anne-Claire S., Caroline H. and Nathalie G.Early detection of eating disorders: a scoping review. Eat Weight Disord. 2021 Mar; : 1-48.

7. Hirschberg A.L.Female hyperandrogenism and elite sport.Endocr Connect. 2020 Mar; 9 (4): R81-R92.

8. Anna K. Melin, Christian Ritz, Jens Faber, Jens Faber, Sven Skouby, et al. Impact of Menstrual Function on Hormonal Response to Repeated Bouts of Intense Exercise. Front Physiol. 2019 Jul; 10: 942.

9. Lombardi G., Ziemann E., Banfi G. and Corbetta S.Physical Activity-Dependent Regulation of Parathyroid Hormone and Calcium-Phosphorous Metabolism.Int J Mol Sci. 2020 Jul; 21 (15).

10. Elliott-Sale K.J., McNulty K.L., Ansdell P., Goodall S., Hicks K.M., Thomas K., et al. The Effects of Oral Contraceptives on Exercise Performance in Women: A Systematic Review and Meta-analysis.Sports Med. 2020 Oct; 50 (10): 1785-1812.

11. Dhair A., Abed Y. and Spradley F.T.The association of types, intensities and frequencies of physical activity with primary infertility among females in Gaza Strip, Palestine: A case-control study.PLoS One. 2020; 15 (10): e0241043.

12. Heather A.K., Thorpe H., Ogilvie M., Sims S.T., Beable S., Milsom S., et al. Biological and Socio-Cultural Factors Have the Potential to Influence the Health and Performance of Elite Female Athletes: A Cross Sectional Survey of 219 Elite Female Athletes in Aotearoa New Zealand. Front Sports Act Living. 2021 Feb; 3: 601420.

13. Yeager K.K., Agostini R., Nattiv A. and Drinkwater B.The female athlete triad: disordered eating, amenorrhea, osteoporosis.Med Sci Sports Exerc. 1993 Jul; 25 (7): 775-7.

14. Committee Opinion No.702: Female Athlete Triad.Obstet Gynecol. 2017 Jun; 129 (6): e160-e167.

15. Williams N.I., Koltun K.J., Strock N.C.A. and De Souza M.J.Female Athlete Triad and Relative Energy Deficiency in Sport: A Focus on Scientific Rigor.Exerc Sport Sci Rev. 2019 Oct; 47 (4): 197-205.

16. De Souza M.J., Koltun K.J., Etter C.V. and Southmayd E.A.Current Status of the Female Athlete Triad: Update and Future Directions. Curr Osteoporos Rep. 2017 Dec; 15 (6): 577-587.

17. David R. Hooper, Jared Mallard, Jeff T. Wight, Kara L. Conway, George G.A. Pujalte, Kelsey M. Pontius, et al. Performance and Health Decrements Associated With Relative Energy Deficiency in Sport for Division I Women Athletes During a Collegiate Cross-Country Season: A Case Series.Front Endocrinol (Lausanne). 2021; 12: 524762.

18. Moskvicheva Y.B., Gusev D.V., Tabeeva G.I. and Chernukha G.E.[Evaluation of nutrition, body composition and features of dietetic counseling for patients with functional hypothalamic amenorrhea].Vopr Pitan. 2018; 87 (1): 85-91.

19. Southmayd E., Mallinson R., Williams N. and De Souza M.J.Unique Effects of Energy versus Estrogen Deficiency on Components of Bone Strength in Exercising Women: 1801 Board #3 June 2, 1. Medicine & Science in Sports & Exercise. 2016 May; 48: 490-491.

20. Papageorgiou M., Dolan E., Elliott-Sale K.J. and Sale C.Reduced energy availability: implications for bone health in physically active populations. Eur J Nutr. 2018 Apr; 57 (3): 847-859.

21. Ogwumike, Omoyemi O. and Uba, Misbahu. Association Between Menstrual Cycle Status and Musculoskeletal Disorders Among Female Athletes in Nigeria. Journal of Women's Health Physical Therapy. 2018 Sep; 42 (3): 148-153.

22. Wasserfurth P., Palmowski J., Hahn A. and Kruger K.Reasons for and Consequences of Low Energy Availability in Female and Male Athletes: Social Environment, Adaptations, and Prevention.Sports Med Open. 2020 Sep; 6 (1): 44.

23. Southmayd E.A., Hellmers A.C. and De Souza M.J.Food Versus Pharmacy: Assessment of Nutritional and Pharmacological Strategies to Improve Bone Health in Energy-Deficient Exercising Women. Curr Osteoporos Rep. 2017 Oct; 15 (5): 459-472.

24. Wohlgemuth K.J., Arieta L.R., Brewer G.J., Hoselton A.L., Gould L.M. and Smith-Ryan A.E.Sex differences and considerations for female specific nutritional strategies: a narrative review. J Int Soc Sports Nutr. 2021 Apr; 18 (1): 1-20.

25. Smith-Ryan A.E., Cabre H.E., Eckerson J.M., Candow D.G. and Diel P.Creatine Supplementation in Women's Health: A Lifespan Perspective.Nutrients. 2021 Mar; 13 (3): 877-1.

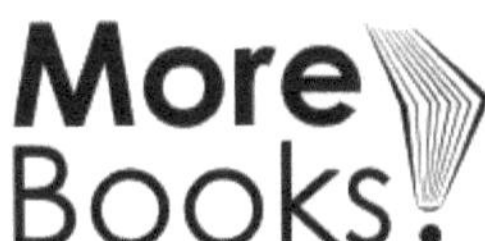

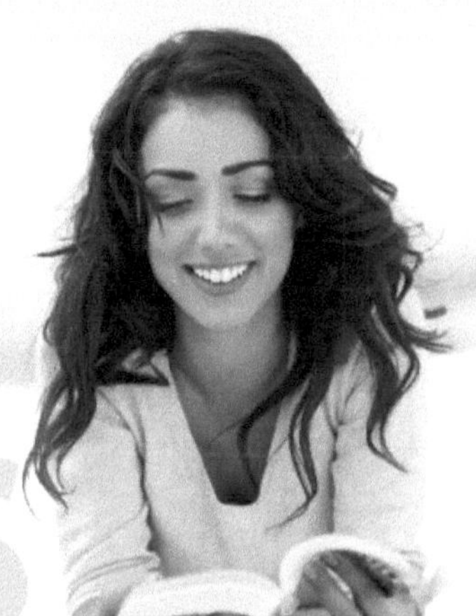

I want morebooks!

Buy your books fast and straightforward online - at one of world's fastest growing online book stores! Environmentally sound due to Print-on-Demand technologies.

Buy your books online at
www.morebooks.shop

¡Compre sus libros rápido y directo en internet, en una de las librerías en línea con mayor crecimiento en el mundo! Producción que protege el medio ambiente a través de las tecnologías de impresión bajo demanda.

Compre sus libros online en
www.morebooks.shop

info@omniscriptum.com
www.omniscriptum.com

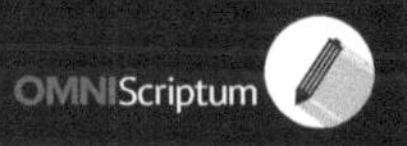

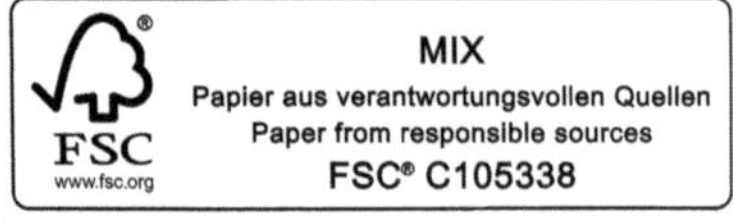

Printed by Books on Demand GmbH, Norderstedt / Germany